専門医が教える！

ひざ痛の 最新治療と予防法

監修
順天堂大学医学部附属
順天堂東京江東高齢者医療センター 医師
順天堂大学医学部整形外科学 特任教授
黒澤 尚

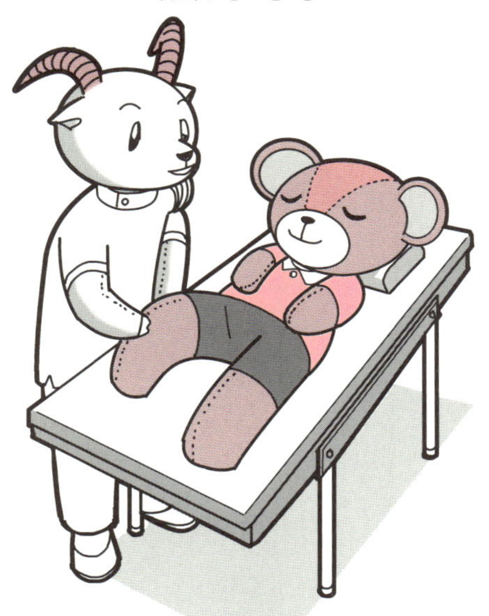

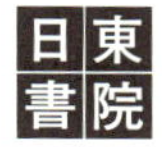

はじめに

現在、日本は長寿社会です。長寿は古来人類の願いでしたから、大変喜ばしいことです。しかし、どこへでも行ける、何でも自分でできてこそ、長寿が享受できるのです。

ひざが痛くて思うような生活を送れない中高年の方が、日本には３０００万人もいらっしゃいます。その方々の多くは、痛みどめ（抗炎症鎮痛薬）の内服と関節注射（ヒアルロン酸）の繰り返しという、展望のない、誤った治療法をいまだに受けていらっしゃいます。

私はこの変形性ひざ関節症に対して、誰でも、どこでも、自分で行うことができ、やることによって自然に痛みがとれていき、そして継続していただければ、病気の進行と再発が防止できる「運動療法」を、40年以上前から提唱し、実行してきました。

この方法は、2008年に国際的な機関から「まず最初に、第一に行うべき方法」として認証され、世界基準となりました。

しかし、こんなに効果的な治療法ですが、この方法では医療機関にお金が入らないという理由で、我が国ではまだなかなか普及していません。

これまで、私はこの方法を普及させようとして、テレビでお話ししたり、解説した本を幾冊か出版したりしてきました。今回、日東書院から声をかけていただいたので、まだこの方法をご存じない方のために、解説書をまた出版しようと決心しました。

ひざの痛みに悩んでおられる方は、ぜひ今日からこの方法を実行し、ひざの痛みのない豊かで楽しい、第二の人生を享受していただきたいと、切に願っています。

順天堂大学医学部附属順天堂東京江東高齢者医療センター　医師
順天堂大学医学部整形外科学　特任教授
黒澤　尚

第1章 黒澤式ひざ体操は、ひざの炎症を抑え、関節をつよくして痛みをとる治療 9

第2章　変形性ひざ関節症治療の誤り　39

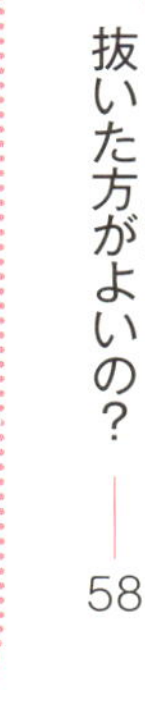

第3章　ひざが痛む原因を知ろう　59

第4章 ストレッチングの重要性 95

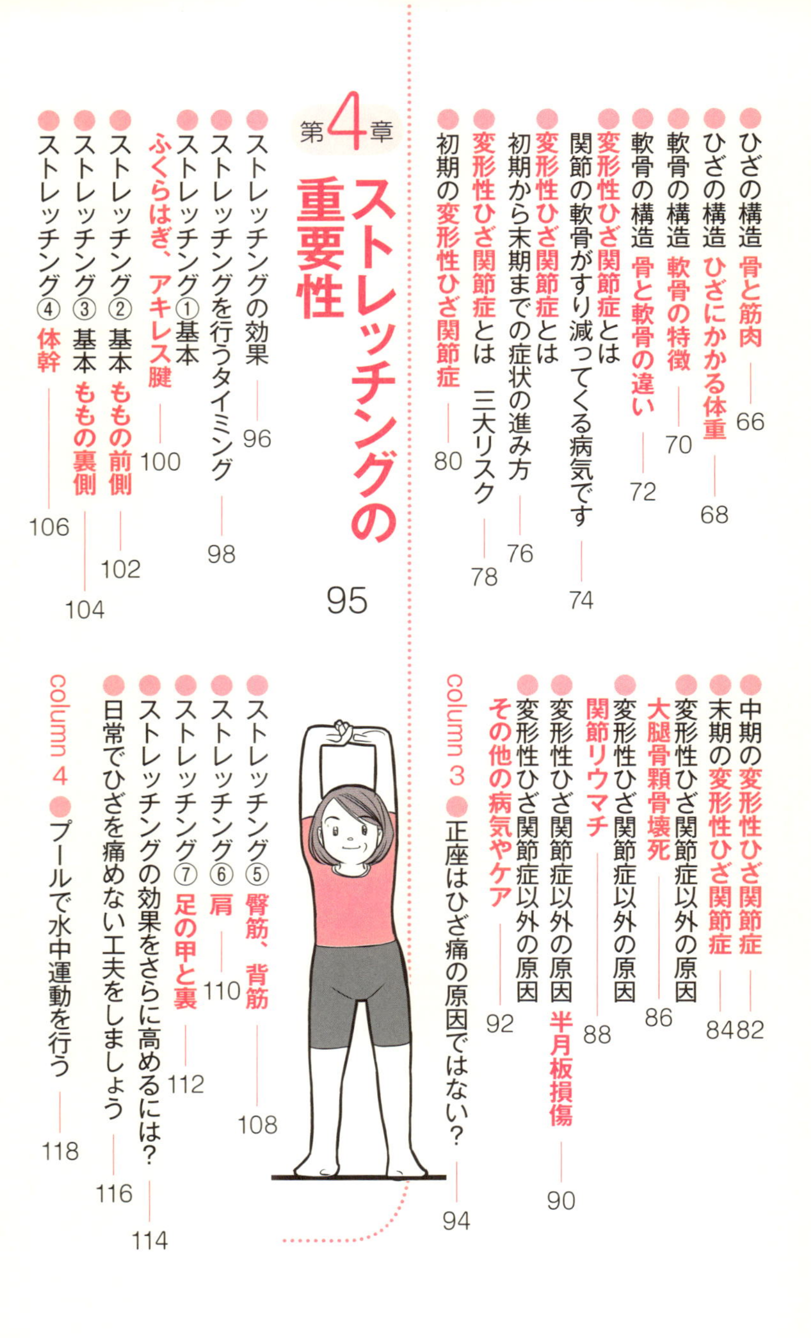

第5章 整形外科の治療と正しい利用法 119

第6章 元気なひざで100歳まで歩こう 153

第1章

黒澤式ひざ体操は、ひざの炎症を抑え、関節をつよくして痛みをとる治療

黒澤式ひざ体操は、ひざの炎症を抑え、
関節をつよくして痛みをとる自助治療です。
痛みがあってもできるおだやかな体操が、
関節を根本から改善します。

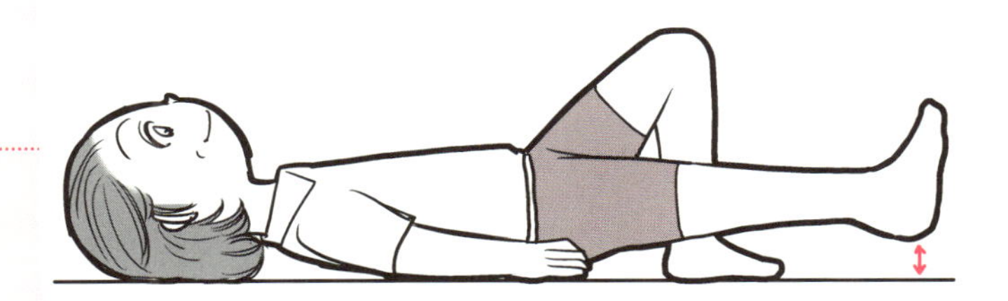

黒澤式ひざ体操とは？

中高年のひざ痛は、そのほとんどが変形性ひざ関節症だと考えられます。日本での変形性ひざ関節症の一般的な治療は、内服薬とヒアルロン酸の関節注射による対症治療が中心です。これらはすべて単なる痛みどめであって、根本的な治療にはなりません。

基本的な治療は、医師に指導されて、主に自宅で行う運動療法、物理療法、薬物療法の3つを組みあわせた自助治療がメインとなります。特に、筋肉体操、ストレッチング、ウオーキングなどの運動療法は、自分で行える重要な治療法です。

本章で説明する黒澤式ひざ体操は、くつ下体操と、下肢を中心としたいくつかの筋肉体操だけの、簡単なものです。どんなにひざが痛くても、痛くなくできるおだやかな体操が基本なので、今日からどんな痛みの方でもはじめられます。はじめてから2～3週間で痛みが軽くなり、ひざの痛みの再発が予防できます。黒澤式ひざ体操を毎日行うことで、ひざの炎症を抑え、関節をつよくして痛みをとり、再発を予防できるのです。

黒澤式ひざ体操は、ひざの痛みをとる治療法

黒澤式ひざ体操の基本▶

くつ下体操と下肢の筋肉を鍛える3種類の筋肉体操

1. くつ下体操	まず行う体操（椅子方式／仰向け方式）
2. 筋肉体操	①脚上げ体操（仰向け方式／椅子方式）
	②横上げ体操
	③ボール体操

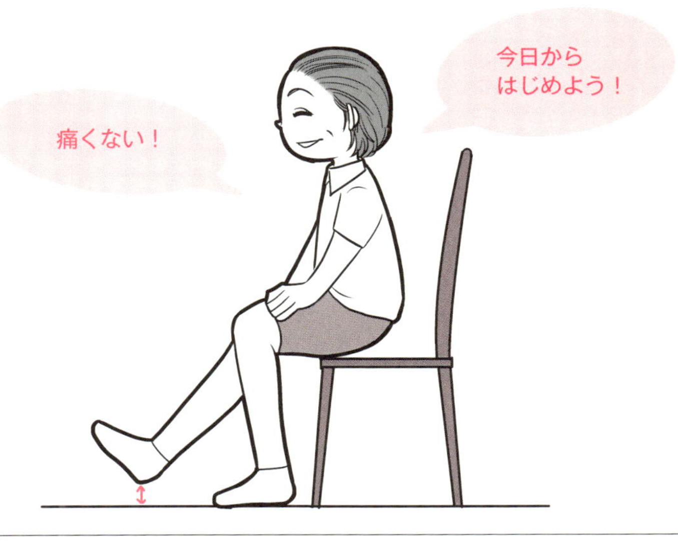

黒澤式ひざ体操のポイント▶

- ▶1.のくつ下体操は、できるだけ小さく動かします。
- ▶1.のくつ下体操で足が動かせるようになったら、①～③の筋肉体操を行います。
- ▶全体に急がず、ゆっくりとした動作を心がけてください。
- ▶黒澤式ひざ体操は、毎日行いましょう。

黒澤式ひざ体操の効果

黒澤式ひざ体操は、くつ下体操と3種類の筋肉体操だけの簡単な運動です。痛みがひどいときは、まずくつ下体操を行って、足が動かせるようにします。続けて3種類の筋肉体操を毎日自分で行うことで、痛みの改善だけでなく、根本的に治すための治療となります。

ひざが痛いときは安静にしていた方がいいと考えがちですが、最近の研究で、おだやかに動かす体操をすることで痛みがとれるメカニズムが解明されてきました。おだやかな体操をすると、痛みがとれる効果も確かめられています（※）。

黒澤式ひざ体操を続けて2～3週間ほどで、痛みはなくなっていきます。さらに毎日続けることで、軟骨やひざを支えるももの筋肉がつよくなり、体全体の筋肉がきたえられていきます。黒澤式ひざ体操を日常的な運動習慣として続ければ、ひざの痛みも再発しなくなります。ひざ痛を根本的に解決することで、介護や寝たきり防止にもつながるのです。

※黒澤尚「変形性膝関節症と運動療法　その効果と生物学的意義」順天堂醫事雑誌．59，163-70，2013.

悪い循環をよい循環に変える黒澤式ひざ体操

ひざに痛みが出ると、ひざをかばって力を加えなくなり、
安静にすることで、さらに筋力が低下して軟骨がすり減って、
痛みが増すという悪い循環が起こります。
この悪い循環を断ち切って、よい循環に変えるのが、
痛みをとる運動療法、黒澤式ひざ体操なのです。

ひざが痛む
運動療法
痛みがとれる
力が入る
動ける
筋力ができる
軟骨が保護される
力が入らない
動けない
安静にする
筋肉がよわる
軟骨がすり減る
よい循環
悪い循環
自分の足で歩ける
健康な生活へ
自分の足で
歩けなくなり
寝たきりの生活へ

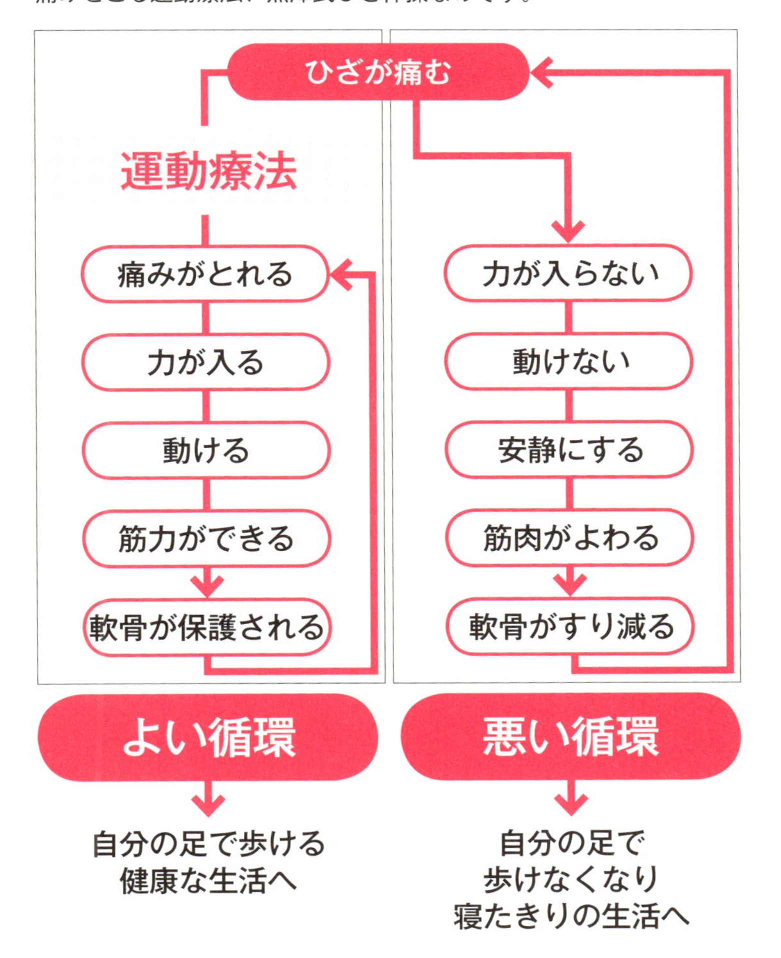

黒澤式ひざ体操

1. ▶ くつ下体操

回数

▼1セット▼
片足20往復ずつ、
両足交互に3回繰り返す
▼1日▼
朝、晩　各1セット

※朝、昼、晩、
いつでも行ってください

痛みがひどい
場合に行う

●くつ下体操（椅子方式）

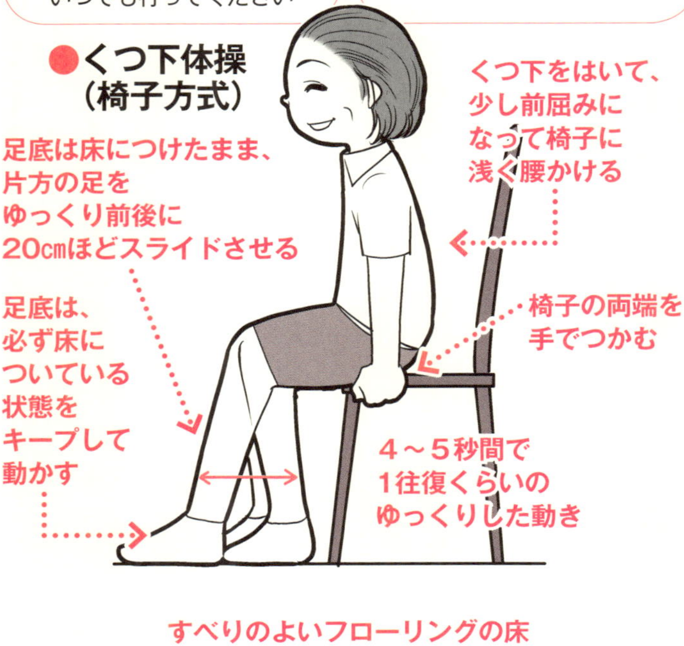

足底は床につけたまま、
片方の足を
ゆっくり前後に
20㎝ほどスライドさせる

足底は、
必ず床に
ついている
状態を
キープして
動かす

くつ下をはいて、
少し前屈みに
なって椅子に
浅く腰かける

椅子の両端を
手でつかむ

4～5秒間で
1往復くらいの
ゆっくりした動き

すべりのよいフローリングの床

くつ下体操は、特に痛みがひどい場合に行う体操です。
すべりのよい木綿やウールのくつ下をはいて、
片足ずつゆっくり前後に小さくスライドさせます。
椅子方式か仰向け方式のどちらでも、やりやすい方でかまいません。
くつ下体操を続けて足が動かせるようになったら、
必ず筋肉体操を行ってください。

※椅子方式／仰向け方式は、やりやすい方を選んでください。

●くつ下体操（仰向け方式）

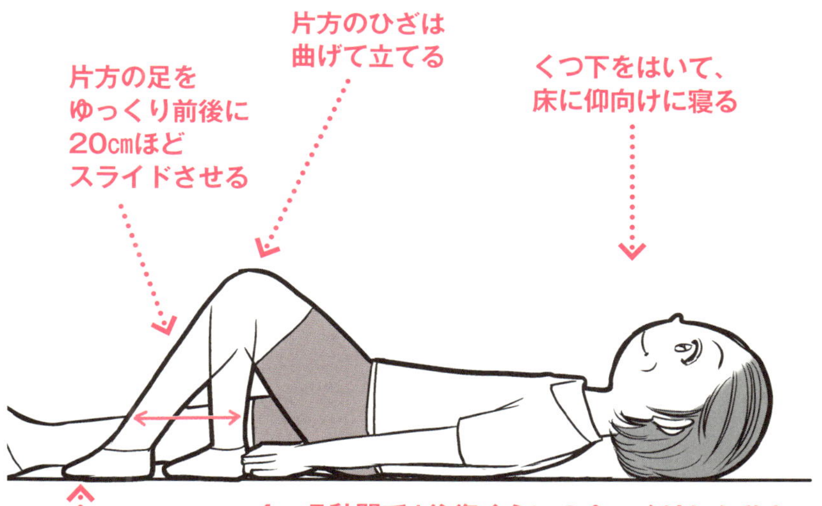

黒澤式ひざ体操

2. ▶ 筋肉体操

①脚上げ体操（仰向け方式）

回数

▼1セット▼
片脚20回ずつ、両脚行う
▼1日▼
朝、晩　各1セット

使う筋肉

大腿四頭筋（だいたいしとうきん）
（ももの前面の筋肉）
腸腰筋（ちょうようきん）　腹筋（ふっきん）

①
床に寝て片脚を上げる

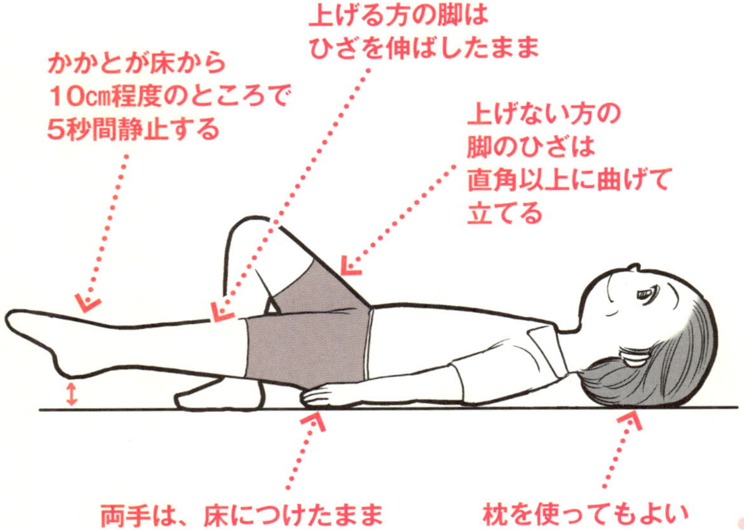

上げる方の脚は
ひざを伸ばしたまま

かかとが床から
10㎝程度のところで
5秒間静止する

上げない方の
脚のひざは
直角以上に曲げて
立てる

両手は、床につけたまま

枕を使ってもよい

仰向けに床に寝て、片脚のひざを伸ばしたまま、
ゆっくりと10㎝ほど上げ、５秒間静止したら、
またゆっくりと下げる筋肉体操です。
３～４週間して慣れてきたら足首に重りをつけて、
負荷をかけていきます。
最初は500gくらいの重りからはじめましょう。

②
片脚を下ろす

①～②を20回繰り返す
両脚10回ずつ、交代に小分けにしてもよい

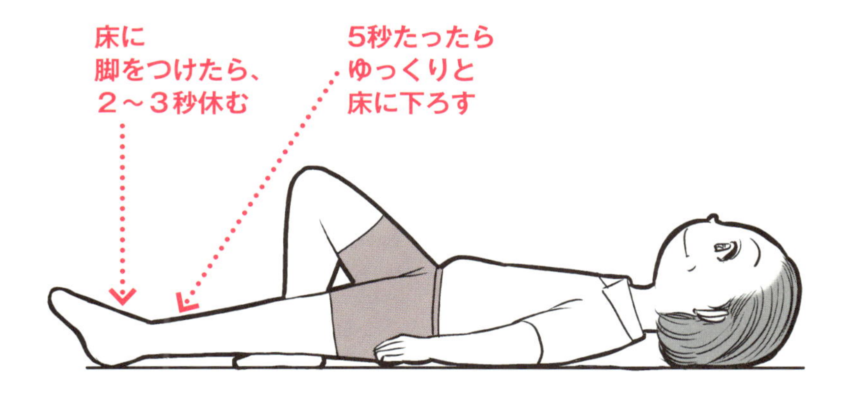

●ポイント●

- ▶ゆっくりと①～②の動作を繰り返します。
- ▶上げる脚のひざをピンと伸ばして痛いときは、少しひざを曲げた形で上げると痛みません。

黒澤式ひざ体操

2. ▶ 筋肉体操

①脚上げ体操（椅子方式）

回数

▼1セット▼
片脚20回ずつ、両脚行う
▼1日▼
朝、晩　各1セット

使う筋肉

大腿四頭筋（だいたいしとうきん）
（ももの前面の筋肉）
腸腰筋（ちょうようきん）　腹筋（ふっきん）

①
椅子に腰かけて片脚を上げる

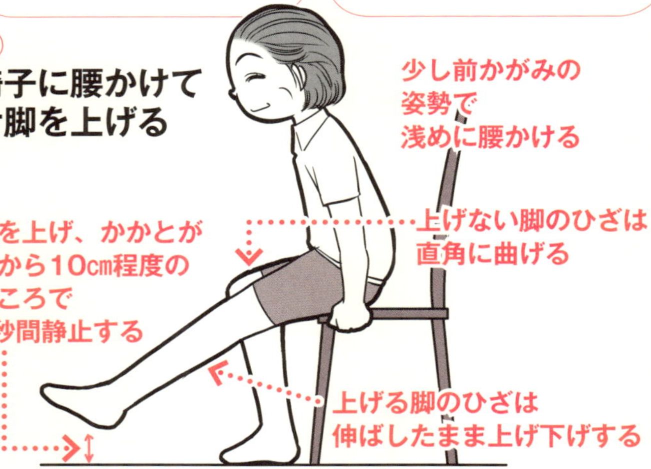

少し前かがみの姿勢で浅めに腰かける

上げない脚のひざは直角に曲げる

脚を上げ、かかとが床から10cm程度のところで5秒間静止する

上げる脚のひざは伸ばしたまま上げ下げする

上げる脚のひざはできる限り伸ばして前方に置く

●ポイント●

▶ゆっくりと①～②の動作を繰り返します。

脚上げ体操は、腰の悪い人の場合、
椅子に座って行うのがおすすめです。
椅子に座るときに深く腰かけすぎると、ひざを十分に伸ばせません。
また、少し前かがみの姿勢で行ってください。

②
片脚を下ろす

①～②を20回繰り返す
両脚10回ずつ、交代に小分けにしてもよい

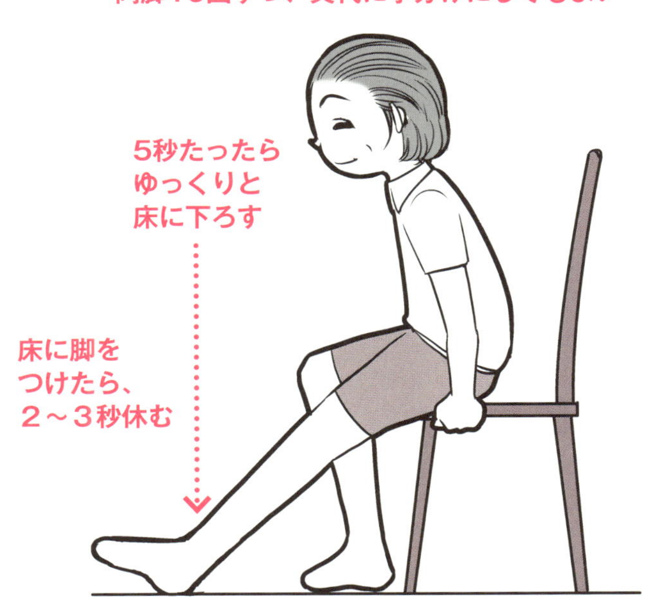

注意！やってはいけないフォーム

- 脚の上げ下げのとき、ひざは伸ばしたまま。
  曲げ伸ばしをしない。
- 脚を10㎝以上高く上げすぎない。

黒澤式ひざ体操

2. ▶ 筋肉体操

②横上げ体操

回数

▼1セット▼
片脚20回ずつ、両脚行う
▼1日▼
朝、晩　各1セット

使う筋肉

外側広筋（がいそくこうきん）
（太ももの側面の筋肉）
中殿筋（ちゅうでんきん）（腰の横の筋肉）

①
片脚を伸ばして横向きに寝る

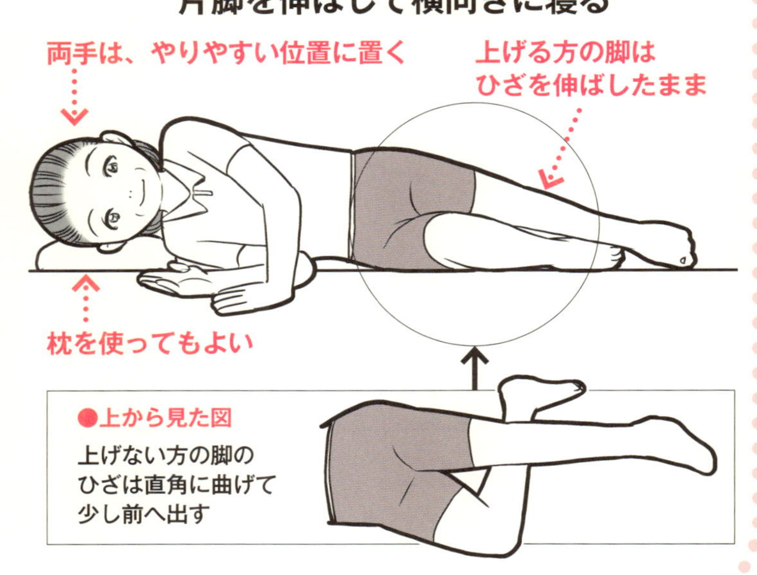

横向きに寝て、ひざを伸ばしたまま、
上側の脚をゆっくり10㎝ほど上げ、
５秒間静止したら再びゆっくりと下ろす筋肉体操です。
慣れてきたら、回数を増やすのではなく、
脚に重りをつけて負荷をかけていくと
効果が上がります。

②
ひざを伸ばした片脚をゆっくり上げて、５秒間静止する

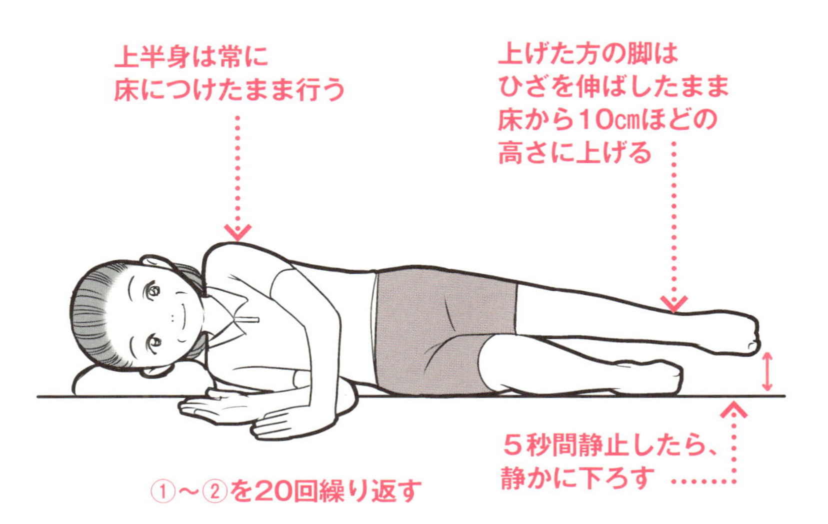

①〜②を20回繰り返す

●ポイント●

▶ゆっくりと①〜②の動作を繰り返します。

黒澤式ひざ体操

2. ▶ 筋肉体操

③ボール体操

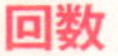

回数

▼1セット▼
20回
▼1日▼
朝、晩　各1セット

使う筋肉

ないそくこうきん
内側広筋
（太ももの内側の筋肉）

ないてんきん
内転筋
（もものつけ根
内側の筋肉）

腹筋

①ボールをはさむ

脚をボールの幅に開き、
ひざを少し立てて
ボールを太ももの間にはさむ

ボールを床につける

かかとは床につける

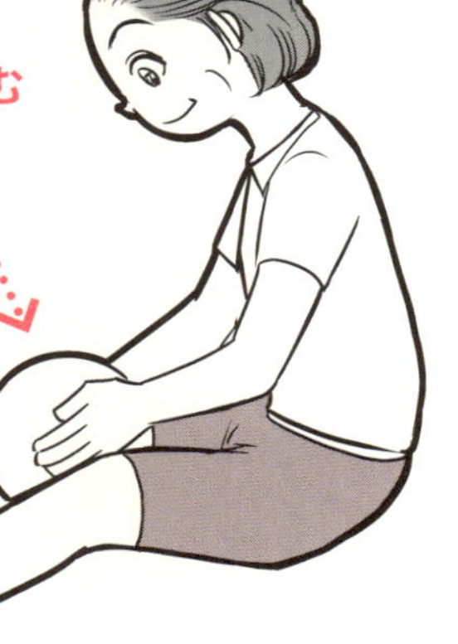

ひざを伸ばしたまま、太ももにボールをはさんで
力を入れる筋肉体操です。
ボールは、サッカーボールやバレーボールのような大きさと
かたさのものを使います。
ボールがなければ、二つ折りのざぶとんや
バスタオル２枚を円筒形に丸めて代用してもかまいません。

②
ボールをつぶす

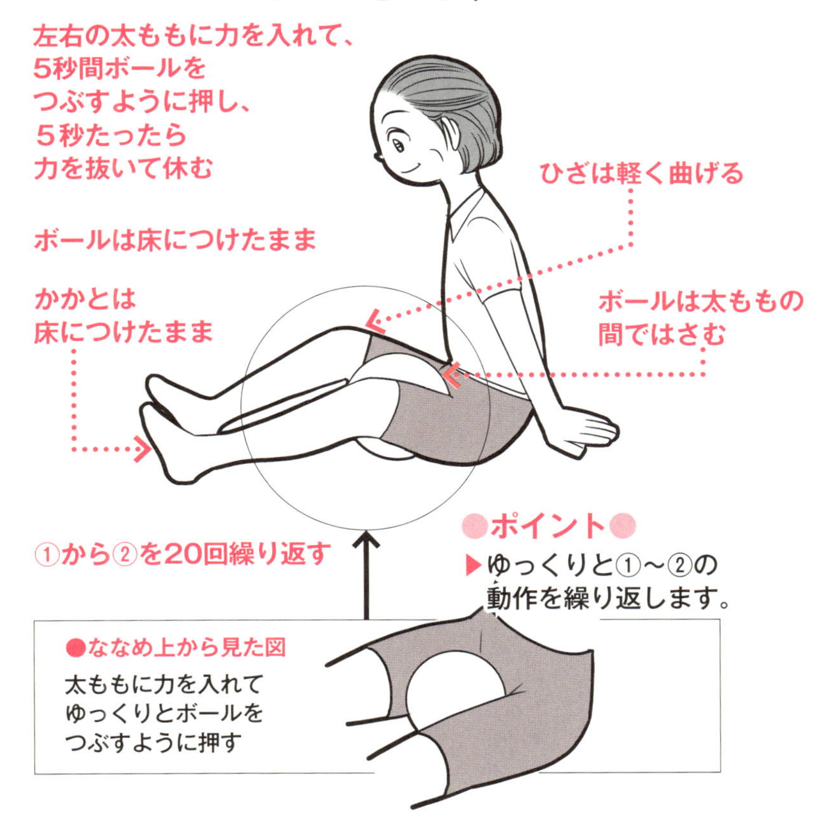

ひざの曲げ、伸ばし①

ひざがお尻まで握りこぶし1～2個分くらい曲がる人向け

変形性ひざ関節症になると、ひざが完全に伸びない、曲がらない「拘縮（こうしゅく）」という症状が徐々に出てきます。

それを治し、予防するのが、お風呂で行うストレッチングです。

ストレッチングは必ずお湯につかって、ひざが十分に温まってから行うことが重要です。それ以外のときにはやらないでください。温まるとひざが柔らかくなり、痛みが和らぐからです。

ひざの曲がり具合によって、お風呂でのストレッチングのやり方が違います。

ひざがお尻まで握りこぶし1～2個分くらいまで曲がる人は、こちらのストレッチング①の方法を行ってください。ひざが痛くない範囲までゆっくり曲げ伸ばしを行います。

最初はうまくできなくても、お風呂でのストレッチングを続けていくうちに、必ず改善してきます。根気よく続けるようにしてください。

①ひざがお尻まで握りこぶし
1～2個分くらい曲がる人向け

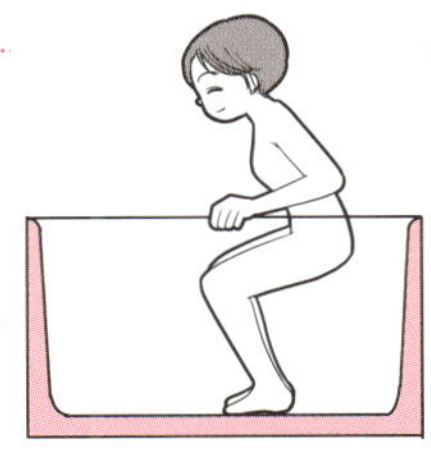

①よく温まってから、
浴槽のふちを両手でつかんで、
ひざを徐々に
深く曲げていく

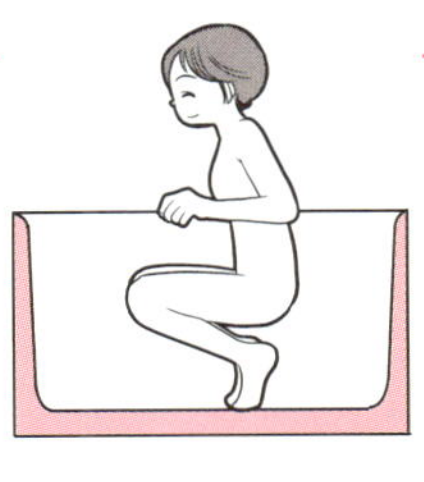

②痛くない最大限までひざを曲げ、
その位置で両手で
浴槽のふちをつかみながら、
ゆっくりと10まで数える
痛くなく正座ができる人は、
正座してもよい

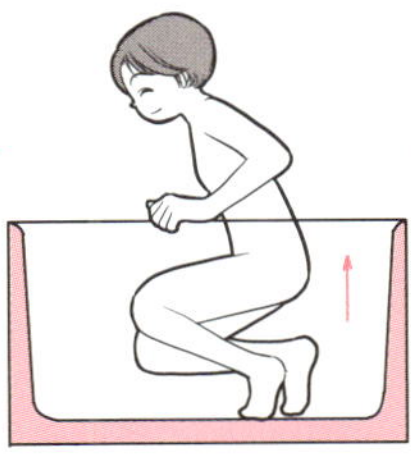

③浴槽のふちに手をかけて、
ゆっくり立ち上がる

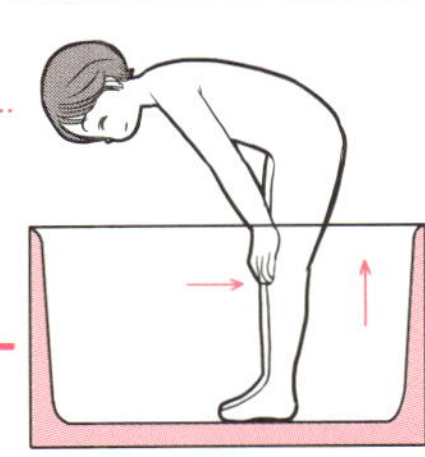

④ひざに両手をあてて、
ひざが伸びきるようにして、
両手でひざを10回押す

**①～④を2回繰り返す。それ以上はやらない。
また明日やる。**

ひざの曲げ、伸ばし②

ひざが直角程度しか曲がらない人向け

お風呂でのひざの曲げ伸ばしのストレッチングは、ひざの拘縮(こうしゅく)をとって、ひざの動きを保つようにするためのものです。

ひざが直角くらいまでしか曲がらない人は、こちらの方法でお風呂のストレッチングを行ってください。必ずお湯につかって、体が十分に温まってから行います。特にひざが直角ぐらいまでしか曲がらない人は、浴槽のふちをつかんで立ち上がるときに、すべらないように注意してください。

お風呂のストレッチングは、何度も立ったり座ったりを繰り返すものではありません。2回繰り返すだけで、それ以上の回数はやらないでください。また、立ち上がってひざを伸ばすときに、はずみをつけて押さないように気をつけましょう。

入浴後に処方された外用薬をぬってマッサージするのも効果的です。薬が吸収されやすく、痛みもかなりやわらぐはずです。

②ひざが直角程度しか曲がらない人向け

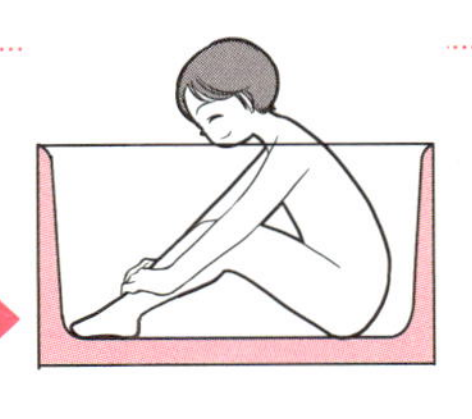

①両手で片方の足首をつかむ

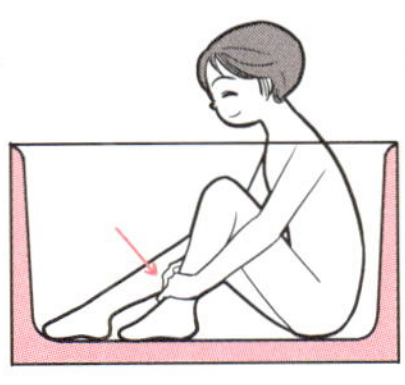

②痛みのない最大限まで
足首を引き寄せて、
ゆっくりと10まで数える
反対側も同様に行う

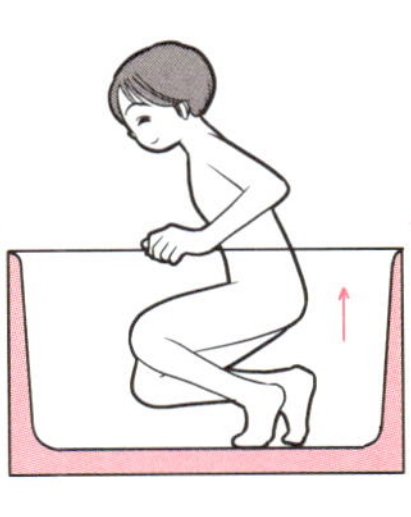

③浴槽のふちに手をかけて、
ゆっくり立ち上がる

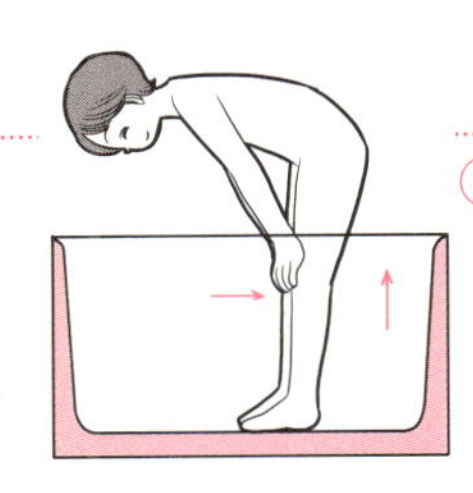

④ひざに手をあてて、
ひざが伸びきるようにして、
10回押す

**①〜④を２回繰り返す。それ以上はやらない。
また明日やる。**

運動療法の医学的根拠

黒澤式ひざ体操では、主に下半身の筋肉を使う3種類の体操を行います。これにより、ひざを支える筋肉と、ひざ関節の靭帯（じんたい）、関節包（かんせつほう）、関節軟骨、骨などの組織を強化できます。黒澤式ひざ体操のような筋肉体操を毎日続け、筋肉や組織を強化することで、痛みを軽減させ、ひざ関節を安定させる効果があります。

以前は、筋肉体操は手術後のリハビリテーションのひとつの方法としか考えられていませんでした。しかし、私はひざの痛みに対する運動の有効性に気づき、１９８０年代後半から、ひざの痛みのある患者さんに治療法として運動を実施し、１９９０年代初頭には論文として発表しています。その後、１９９０年代後半から、欧米や日本でも筋肉体操の有効性を支持する臨床研究が多数行われ、医学的に実証されました。

現在では、国際的ガイドラインでも、運動療法が主な治療のひとつとして位置づけられています。黒澤式ひざ体操は、医学的根拠に基づいた、安全な治療法なのです。

脚上げ体操は、ひざ痛の改善に有効という試験結果

2003年4月～2004年1月、日本整形外科学会が
全国45の病院と医院に呼びかけて、脚上げ体操の有効性を試験。
変形性ひざ関節症患者142名に対して、
脚上げ体操だけを行うグループと、
痛みどめを服用するだけのグループに
分けて8週間実施した結果、
体操だけでも痛みと活動制限が改善されることがわかりました。
また、痛みどめ服用グループで発生した
胃痛や吐き気などの副作用は、脚上げ体操グループでは、
まったく起きませんでした。

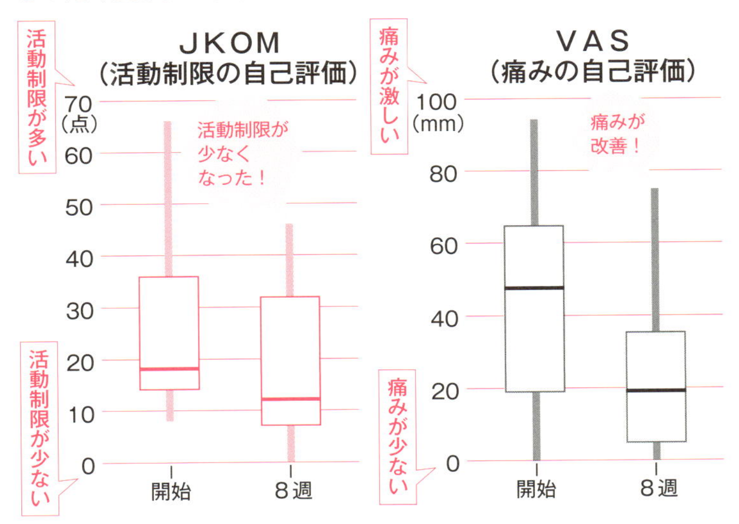

※四角の中の横線は中央値、四角は全症例のうち１／２の症例の範囲、上下の線は最高値と最低値を示す
黒澤尚ほか「第78回日本整形外科学会学術総合講演」2005年5月12日（横浜）

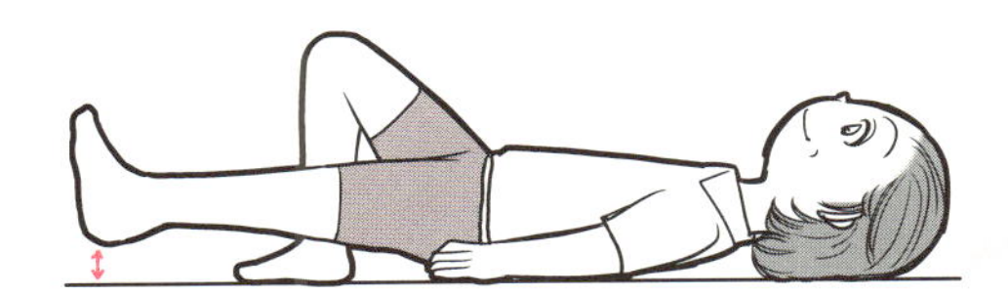

脚上げ体操だけでも
痛みと活動制限が
改善！

温める、冷やすの使い分け
いつでもひざは温めてよい！

変形性ひざ関節症でひざが痛むときに、冷やすべきか、温めるべきかを判断するのは、熱や腫れがあるかどうかで決めてください。

ひざが熱を持っていたり腫れていたりする場合には、冷やして炎症を静めましょう。変形性ひざ関節症の場合、お風呂やシャワーで温めることは、ひざの血流を促して新陳代謝を活発にし、痛みを軽減するのに役立ちます。ひざに熱があっても、腫れがあっても温めてください。

ひざを温めると楽になります。ただし、ひざに熱や腫れがあるときに、ひざ体操をやったあとは必ず冷やしてください。また、お風呂やシャワーを使ったあとも冷やすようにしてください。

患部を、冷やしたり温めたりして治療することを、物理療法といいます。このように、物理療法は自宅で簡単に行うことができます。

「温める、冷やす」の使い分け

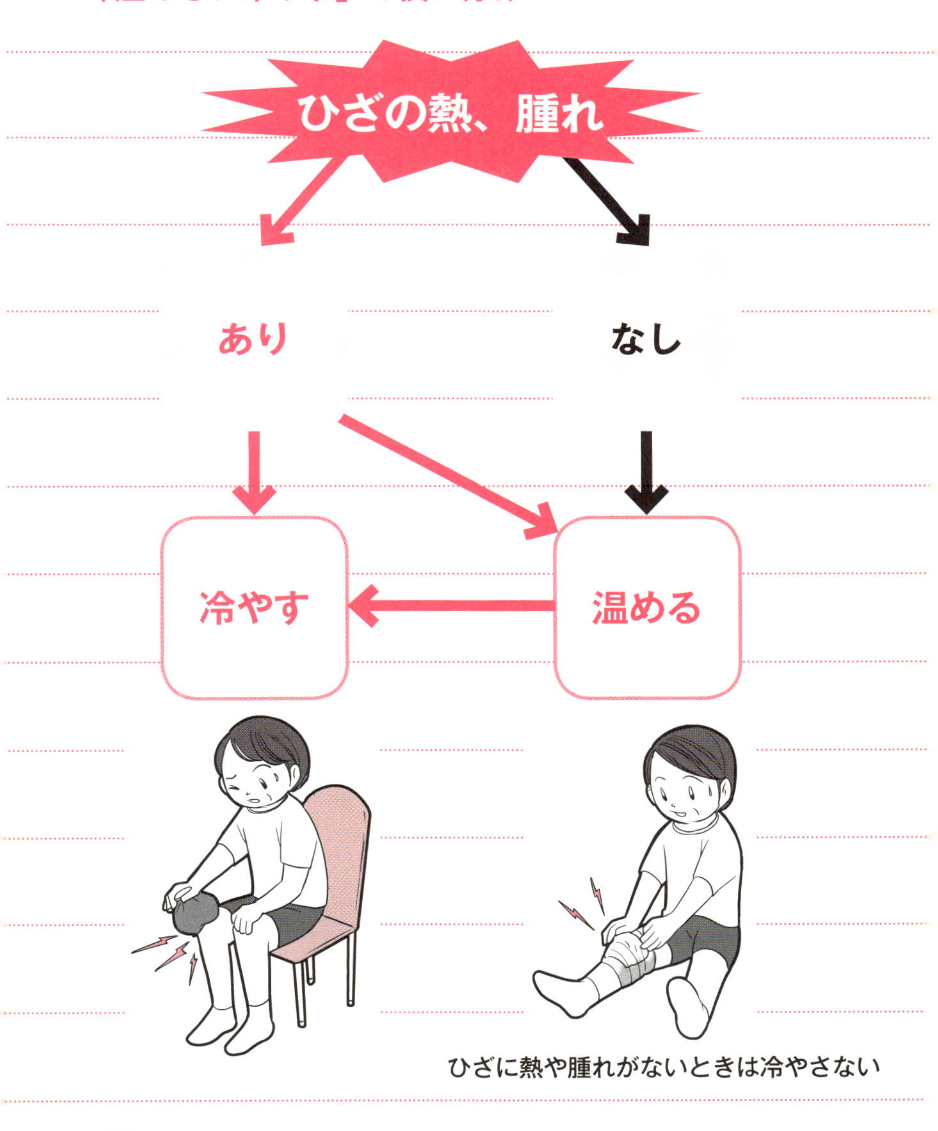

ひざに熱や腫れがないときは冷やさない

温める、冷やす **冷やす効果について**

変形性ひざ関節症の症状が進んだ急性期には、ひざに熱や腫れを持つことがあります。また、痛みが落ち着いている慢性期でも、突然熱や腫れが現れることがあります。熱や腫れを持ったひざの関節の内部では、血液の流れが滞り「うっ血」状態になっています。

ひざの関節を冷やすことで、炎症を起こしている細胞の活動を抑え、症状の軽減に役立ちます。

ひざを冷やすには、氷と水を入れた氷のうや、アイスパックなどを用いて冷やします。冷やす時間は、1回30分～1時間ほどを目安にしてください。アイスパックなどをあてる場所を少しずつずらしながら、熱や腫れのある場所全体を冷やすようにします。

ひざの熱や腫れがひくまでは、1日2～3回を目安に行います。

自宅で冷やす方法

- 氷のうや、アイスパックなどを
  ひざにあてる
- タオルや薄い布を敷いた上から冷やす
- サポーターや包帯などで固定してもよい
- 少しずつずらしながら、
  熱や腫れのある場所
  全体を冷やす

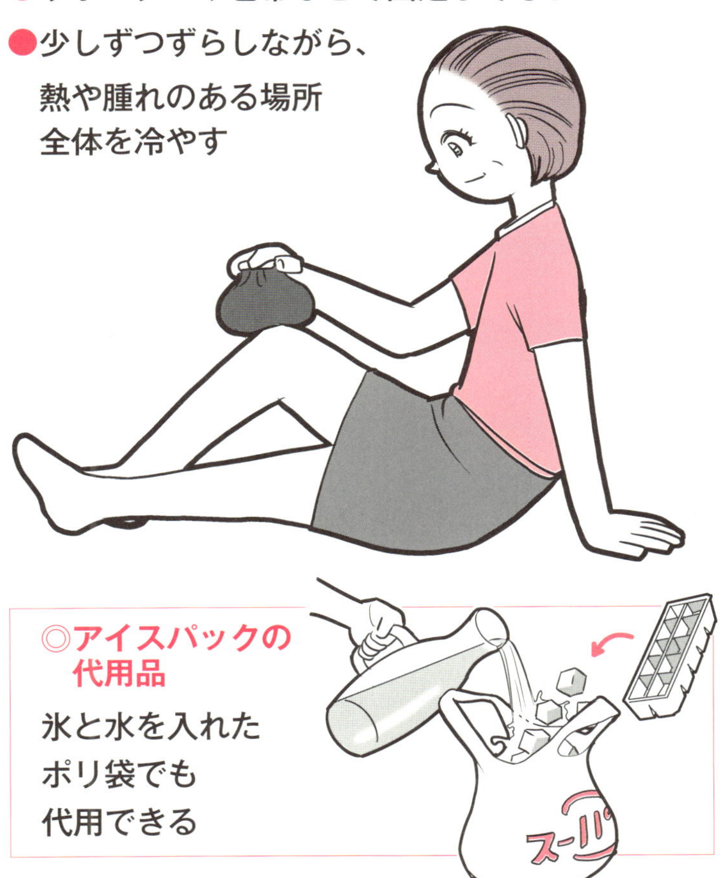

◎アイスパックの代用品

氷と水を入れた
ポリ袋でも
代用できる

温める、冷やす
温める効果について

変形性ひざ関節症の場合、基本的には温めることが痛みの軽減になります。痛みがひどいときは、黒澤式ひざ体操を行ったあとに温めてください。

家庭療法では、入浴して温めるのが一番いい方法です。活動をはじめる前の朝と、活動した後の夜の1日2回、入浴して温めるのがおすすめです。

それ以外では、蒸しタオルやホットパックなどでひざの周囲を温めてください。基本的にひざを温める時間に制限はなく、1日に何回温めても大丈夫です。ただし、ホットパックやカイロなどの温熱グッズを使用して温めるときは、長時間の使用による低温やけどに注意してください。温熱グッズは、肌に直接あたらないようにタオルや薄い布をあてた上から使うようにしましょう。

痛みは、温度が上がるほど感じにくく、温度が低いほど感じやすくなります。慢性的な痛みを抱えている人は、入浴も含め、常にひざを温める習慣を身につけましょう。

自宅で温める方法

- お湯でしぼったタオル、または電子レンジで温めたぬれタオルをひざにあてる
- タオルの上からラップでおおって保温性を高める

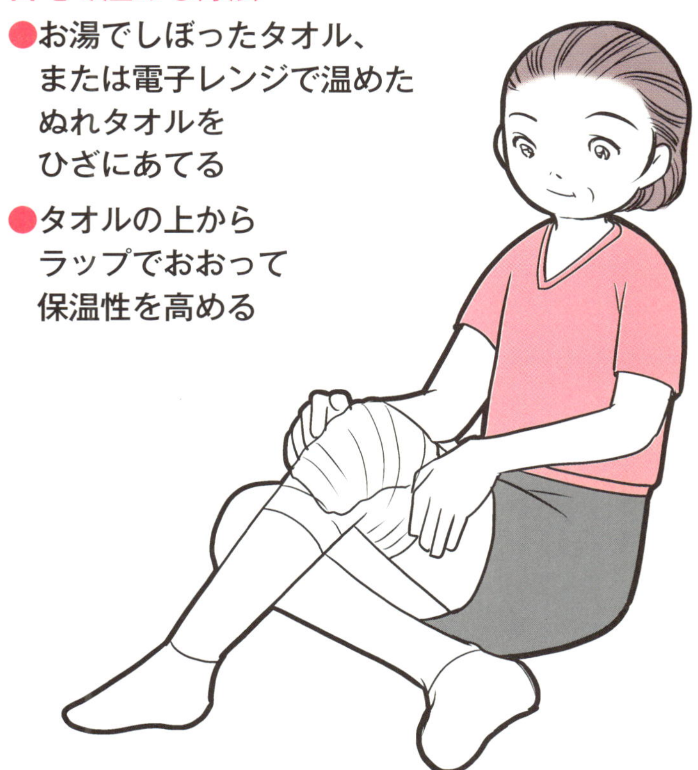

◎その他温熱グッズ

- カイロ
- ホットパック
- 温熱シート

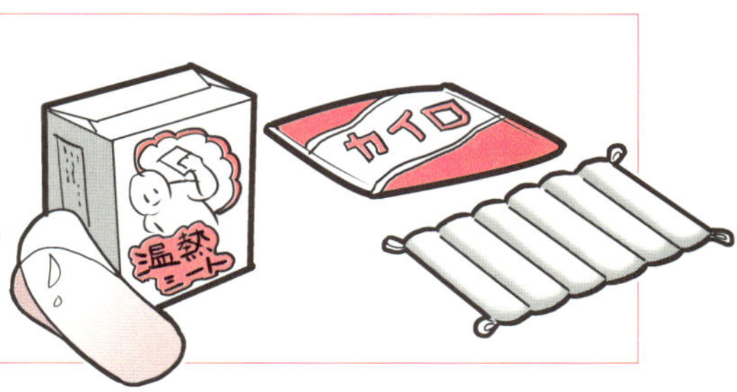

ひざの痛みを治す黒澤式ひざ体操の原理

運動療法でおだやかなひざ体操をすれば、変形性ひざ関節症の痛みがとれるメカニズムは、２０００年以降に、細胞を使った実験的研究（※１）が進んで解明されてきました。①ひざを適度に動かす。②それによって、炎症を起こしているひざの細胞（軟骨や滑膜（かつまく）の細胞）にも、一定範囲内のおだやかな力が作用する。③ひざの細胞内で炎症性サイトカイン（※２）の産生が徐々に抑えられていく。同時に、軟骨組織の土台になるコラーゲンやプロテオグリカンが盛んにつくられる。④炎症を抑える役割の抗炎症性サイトカイン（※３）もつくられるようになる。

適度なおだやかなひざ体操によって、右記のメカニズムが働き、炎症を起こしている関節に正常な新陳代謝が復活してきて、炎症を抑えるのです。このメカニズムを使用しているのが、黒澤式ひざ体操の原理なのです。一方、何も動かさない（安静）で、また強い運動をすると、細胞から炎症性サイトカインが放出されて炎症が悪化します。

※１　Agarwal S, et al: Arthritis Rheum 50:3541-8 2004など
※２　サイトカイン：免疫システムの細胞から分泌される一種のホルモン（タンパク質）。炎症や感染など引き起こす作用がある。
※３　抗炎症性サイトカイン：炎症を起こしている細胞が放出するサイトカイン（タンパク質）で、炎症症状を抑制する作用がある。

おだやかなひざ体操が細胞の炎症に働きかけるメカニズム

炎症を起こしている細胞

炎症を引き起こす、
炎症性サイトカインが
放出されて
痛みが起きている

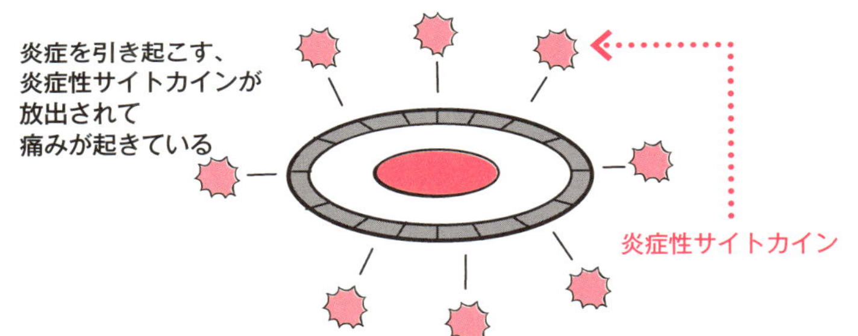

そのまま何もしないと

ひざに強い運動を与えると

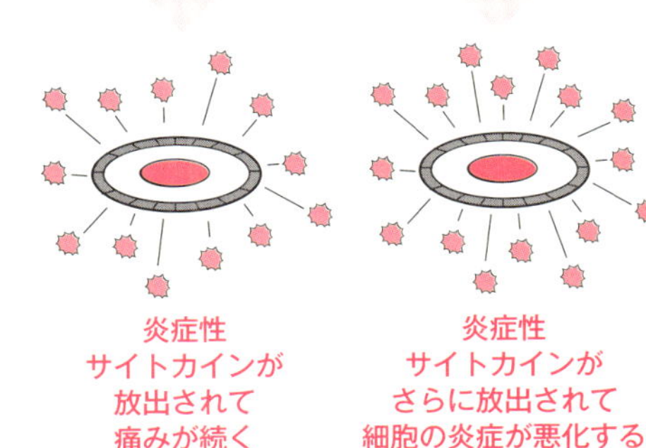

炎症性
サイトカインが
放出されて
痛みが続く

炎症性
サイトカインが
さらに放出されて
細胞の炎症が悪化する

痛みが続く

ひざに適度な力を加えると

炎症性サイトカインが
分泌されなくなる

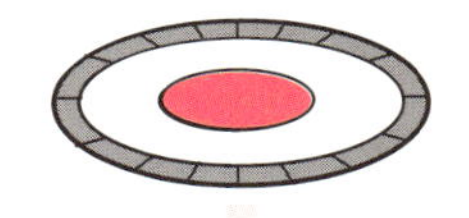

炎症を抑える、
抗炎症性サイトカインが
つくられる

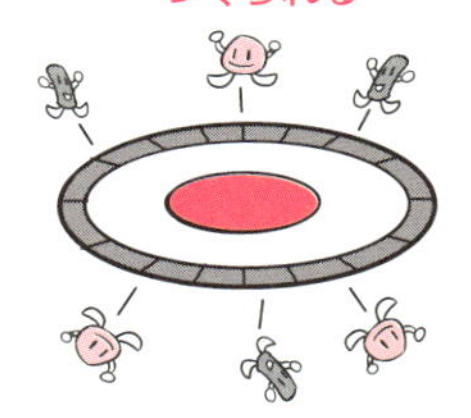

細胞から、軟骨をつくる
コラーゲンやプロテインが
つくり出される

痛みが改善される！

column 1

筋肉体操を行う理由は？

“自分で変形性ひざ関節症を治す”ための第一歩

変形性ひざ関節症が進行して、歩行や階段の上り下りでさえ、ひざが痛むようになると、人は、痛みを避けるために運動や歩行をやめて自宅で安静にするようになります。

「運動療法の医学的根拠（28ページ）」で述べたように、ひざの骨や関節軟骨、筋肉、靭帯(じんたい)は、使わなくなることで、さらによわまり、ひざを支える力がおとろえていきます。加えて変形性ひざ関節症になりやすい中高年は、加齢によって筋肉や骨がおとろえてきており、ひざ痛によって動かなくなることで、筋肉や組織の萎縮をもっと早めてしまいます。

黒澤式ひざ体操の筋肉体操を継続することで、ひざの痛みを軽減させ、痛みが減った分だけ運動量を増やしていけば、これら萎縮の進行を抑え、逆に強化していくことができます。

黒澤式ひざ体操と物理療法や薬物療法を併用しながら、痛みをとることができれば、さらにウオーキングやその他の運動をはじめて、積極的にひざ関節の組織を強化していくことができます。

筋肉体操は、“自分で変形性ひざ関節症を治す”ための第一歩なのです。

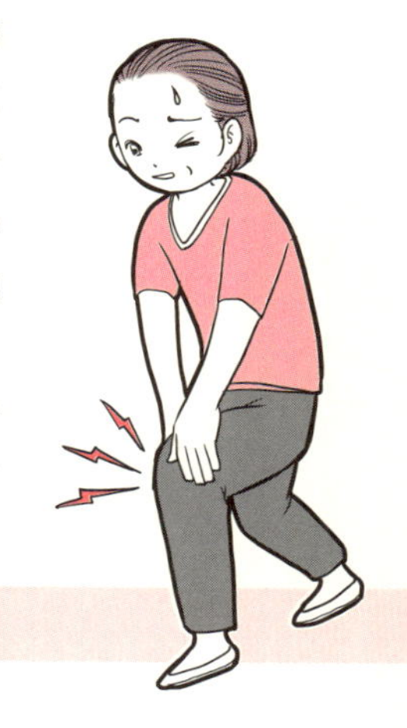

第2章

変形性ひざ関節症治療の誤り

一般的に変形性ひざ関節症で医療機関にかかると、
電気をあてる、注射を打つ、飲み薬を処方するといった
痛みを軽減するための治療が行われます。
しかし、本当にその治療でいいのでしょうか？

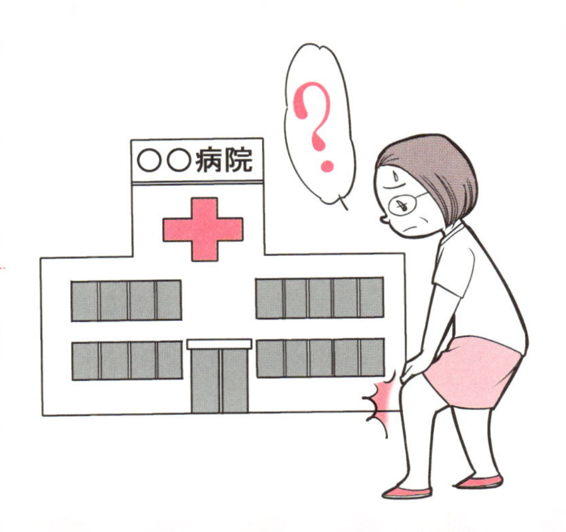

現行の治療の誤り①

根本療法にはならない、抗炎症鎮痛薬

ひざの痛みで医療機関にかかると、炎症を抑えて痛みを軽減させる抗炎症鎮痛薬がまず処方されるのがふつうです。

痛みをとるためには、こうした薬物療法はそれなりに効果的です。

しかし、抗炎症鎮痛薬は痛みを抑えることが目的で、根本治療にはなりません。また、連用すれば、胃腸障害、腎機能障害、肝機能障害などが高頻度で発生します。

このことをよく理解し、抗炎症鎮痛薬は、外出時や体操の際など、本当に必要なときにうまく使用するようにします。薬に頼らず、筋肉体操を行うことで、痛みをとり、根本的な解決をめざすことが大切です。

一方、抗炎症鎮痛薬には、塗り薬、湿布薬などの外用剤もあります。外用剤には、飲み薬のような副作用がほとんどありません。ですから、慢性的な痛みには塗り薬や湿布薬の方が副作用も少なく長期間使用できます。

主な抗炎症鎮痛薬

炎症を抑えて痛みを軽減させる抗炎症鎮痛薬の種類の一覧表です。
メリットとデメリットよく理解して服用しましょう。

抗炎症鎮痛薬の種類	メリット	デメリット
飲み薬	●つよい痛み、熱や腫れに効く ●効果が早い ●急性期、慢性期に使える	●胃腸障害の副作用がある ●長期間服用した場合、腎障害や肝障害のおそれがある
塗り薬	●痛みが長期間続く場合に使用 ●副作用が少ない	●まれに、かぶれ、かゆみ、アレルギー反応を起こす
湿布薬	●痛みが長期間続く場合に使用 ●副作用が少ない	●まれに、かぶれ、かゆみ、アレルギー反応を起こす
座薬	●急性期のつよい痛みに効果的 ●即効性がある	●胃腸障害の副作用 ●発疹、喘息 ●長期間服用した場合、腎障害や肝障害のおそれもある

※抗炎症鎮痛薬は、指示された用量、用法を守り、正しく使いましょう。
※痛みが軽くなったら使用を中止しましょう。

現行の治療の誤り②

もうやめた方がいい、ヒアルロン酸関節注射

ヒアルロン酸関節注射は、関節軟骨や関節液の成分であるヒアルロン酸を関節に注射して、炎症を抑える補助療法です。注射直後は痛みも軽減されますが、3〜4日程度しか効果は続きません。また痛みがぶり返すため、注射を繰り返します。人工関節の手術をするような患者さんは、それまで合計50〜100本もの注射を打っていた人が多いのです。ヒアルロン酸関節注射を続けると、徐々に関節軟骨が弱ってきます。また、安全とはいえ、注射により細菌などが関節に混入する可能性もゼロとはいえません。日本では40年前からひんぱんに用いられているヒアルロン酸関節注射ですが、欧米ではほとんど行われていません。国際的なガイドラインでも、運動療法に比べると、注射の効果は非常に低く評価されています。運動療法は注射以上に痛みを軽減する効果があります。運動療法の継続で、関節や筋肉が強化されて進行を防止できます。これらの理由から、ヒアルロン酸関節注射による治療はおすすめできません。私はこれまで30年間以上、ヒアルロン酸関節注射は行っておりません。

ヒアルロン酸関節注射のデメリット

ヒアルロン酸関節注射のデメリットには、
以下のようなものがあります。
デメリットをよく考えて、自分で判断しましょう。

1 注射の痛みどめ効果は、
３～４日しか続かない

2 打てば打つほど、
効果が蓄積されるわけではない

3 運動療法のように、
筋肉や関節を
強化する効果がない

4 ひんぱんに長期間
行うと、
変形性ひざ関節症の
進行を促進させる
可能性がある

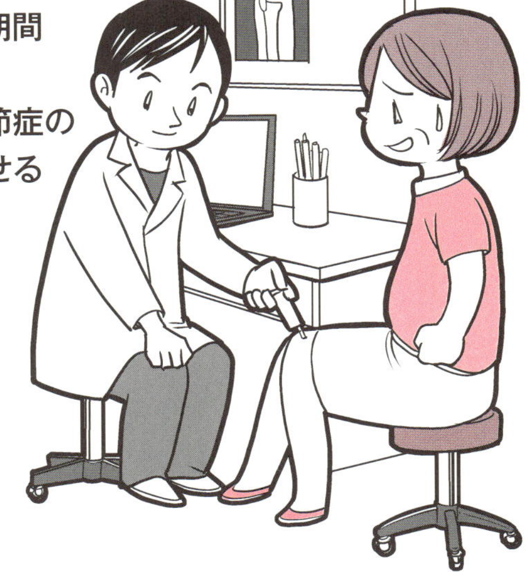

現行の治療の誤り③

もう行われていない、電気などの物理療法

医療機関で行われる電気療法や光線療法などの物理療法は、ホットパックや専用の器機を使った温熱療法が主となります。

よく「電気をあてる」といわれる治療は、マイクロ波や超音波をひざに流して温める治療法です。電気を使って刺激を与える電気療法も、レーザーや赤外線をあてる光線療法も、ひざを温めて血行を改善し、痛みを一時的に軽減するのが目的です。現在では、ちゃんとした病院ではもう、こうした治療は行われていません。

ひざを温めて血行をよくし、痛みを軽減するのであれば、第1章で紹介したひざを「冷やす（32ページ）」、「温める（34ページ）」、「ひざの曲げ、伸ばし（24〜27ページ）」などの方法で十分です。物理療法の原理を理解すれば、自宅でできる「温める、冷やす」方法、温熱療法や入浴時のひざの曲げ伸ばしが、同じ目的だということがわかります。自宅治療を入念に行い、筋肉体操を取り入れていくことが、実は根本治療への早道です。

自宅で「温」「冷」治療をしよう！

ふだんからひざを温めるようにします。
温めると痛みが軽減されます。
温熱パックはもちろん、
毎日の入浴がひざにとっては最高の療法です。
ひざに熱や腫れ、または水がたまっているときは、
温めることに加えて
冷やして炎症を静めます。

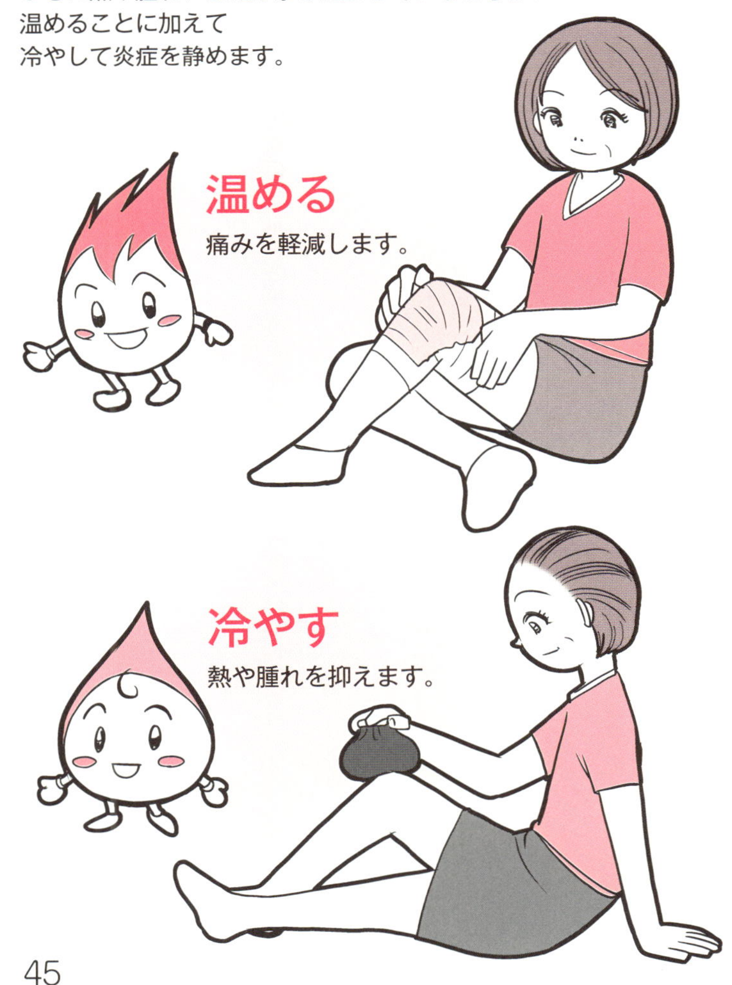

自分でできるひざ痛治療の進め方

第1章でも説明したとおり、変形性ひざ関節症の治療は、黒澤式ひざ体操を軸とした運動療法、物理療法、薬物療法の3つを組みあわせた自己治療がメインとなります。

黒澤式ひざ体操の正しい方法をマスターすれば、ひんぱんに医療機関へ通院しなくても、お金も時間もかけることなく、自分で治療を進めていけます。運動療法の基本は、毎日こつこつと続けていくことです。私の病院では、初診で運動療法についてくわしく説明したあとは、1ヶ月後に様子を聞かせてもらうために受診してもらいます。その後は、年に2～3回、様子を見せに来ていただくだけです。運動療法を続けていれば、痛みも次第に治まります。一時的な痛みの軽減であるヒアルロン酸関節注射や物理療法も必要ありません。

変形性ひざ関節症の治療は、毎日自分で治療体操を行い、ケアすることが基本です。その後、徐々に痛みがなくなれば、水泳でもゴルフでも好きな運動をやっていただけます。しっかり運動習慣を身につけて、100歳まで元気に生きる人生をめざしてください。

ひざ痛治療の進め方

ひざの痛み発生

▼

運動療法	物理療法
症状を和らげ、 進行を食い止めます **黒澤式ひざ体操** **ストレッチング** **ウオーキング**	痛みの緩和のために 患部を温めます 熱や腫れがある場合には 冷やすことも 加えます
薬物療法	**減量**
病院で処方された 内服薬や外用薬を使って、 痛みを和らげ、 炎症を抑えます	変形性ひざ関節症は、 生活習慣病です 肥満は大敵です、 適正体重を 維持しましょう

▼

痛みの軽減

▼

痛みがなくなる

▼

本格的運動

スポーツジム／ゴルフ／ハイキング etc.

▼

100歳まで元気に生きる！

関節症治療の国際的ガイドライン

変形性関節症に関する国際的な学会であるOARSI（国際関節症学会）（※1）は、OARSIによるエビデンス（証拠）にもとづいて、推薦する関節症治療法についてまとめたガイドライン（※2）を2008年に発表しました。

さらに2010年には追加版ガイドライン（※3）を発表。このガイドラインは、全世界で関節症を治療する医師達の指針となっています。

このガイドラインは、世界中にあるさまざまな治療法を科学的に評価し、OARSIが推薦度に順番をつけて公表しています。

私が40年来提唱している黒澤式ひざ体操の運動療法や治療法が、まず行うべき第一の治療法に位置づけられています。私の治療法の正しさがおわかりいただけるでしょう。

現在では、ひざを適切に動かして治す運動療法は、ひざが痛くなったら行う、定番の治療法として世界で認識されています。

※1　OARSI＝Osteoarthritis Research Society International
※2　Zhang W, et al. : Osteoarthritis Cartilage 16: 137-62, 2008
※3　Zhang W, et al. : Osteoarthritis Cartilage 18: 476-99, 2010

OARSIによる関節症治療法についてのガイドライン

ガイドラインでは、下記のように推薦度に順番をつけて
治療法を公表しています。

① 関節症の治療は、薬を用いない治療法を中心にして、
薬の治療は補助的に用いる。

② 医師は、薬を用いない治療法の中心である
運動療法の有効性を説明し、患者に実行してもらう。
そして、飲み薬や注射などの受け身の治療ではなく、
患者自身が自分で行う体重減少や運動などを
続けるように励ます。

③ 患者には、有酸素運動（歩行や水中運動など）、筋力運動、
あるいは可動域（曲げ伸ばし）訓練を行ってもらう。

④ 肥満した人は、減量するように励ます。

⑤ サポーターや足底版（そくていばん）などを用いてもよい。

⑥ 場合に応じて、患部を温めたり、
冷やしたりすることもよい。

⑦ 飲み薬（抗炎症鎮痛剤）は、
副作用（胃腸障害、腎障害など）を避けるために、
必要最小限で用いるべき。

⑧ 外用剤（塗り薬、湿布など）は、
飲み薬のような副作用はなく長期使用できる。

⑨ ステロイドやヒアルロン酸の関節注射は、
場合に応じて行ってもよい。

⑩ グルコサミンやコンドロイチンは有効かもしれないが、
６ヶ月間服用して効果が見られなければ中止する。

変形性ひざ関節症は生活習慣病として予防！

変形性ひざ関節症で、ひざの軟骨がすり減ってくる原因は、残念ながらまだ明らかになっていません。しかし、患者さんのデータを比較すると、なりやすい人のタイプというのがわかってきました。体質、年齢、性別、肥満、筋力の点で、変形性ひざ関節症になりやすい人というのがあげられています。

年齢では、女性は50歳以上、男性は65歳以上になると発症しやすくなります。性別では、女性は男性の3～4倍なりやすいといわれています。これは加齢によって軟骨を守る女性ホルモンの働きが低下するため変形性ひざ関節症になりやすくなるからです。また、女性は男性に比べると筋肉が少ないため、関節にかかる負担が男性より多いといわれています。加齢や性別はどうしようもないことですが、肥満や筋力のおとろえについては、個人の努力で改善可能です。減量や筋肉体操を行って、変形性ひざ関節症の発症や症状の軽減につなげていきましょう。

中高年、女性、肥満、筋力のおとろえがリスク

女性は、50歳以上、閉経以降から、
変形性ひざ関節症に
なりやすくなります。
この時点で、下肢をきたえて
適正な体重を維持することが、
将来の変形性ひざ関節症の
予防につながります。

筋力の
おとろえ
肥満
この2つは
自分でなんとか
できるよ！
ファイトッ!

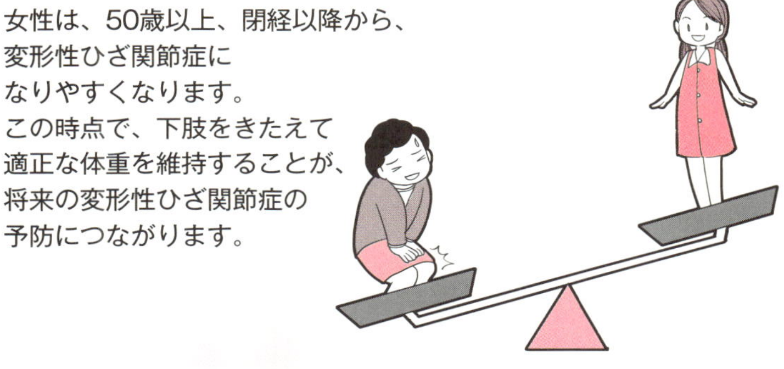

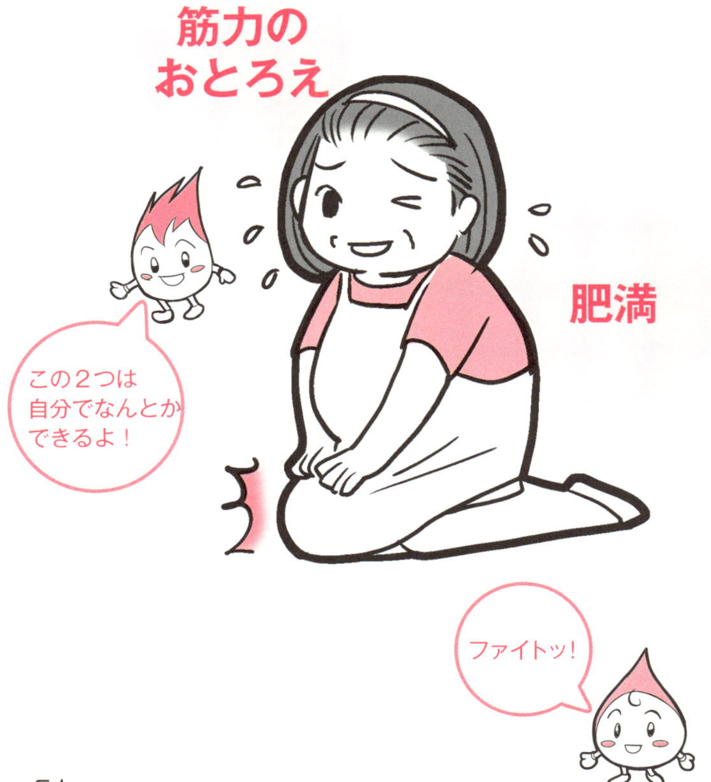

「痛みのために安静にする」は まちがい！

これまでの変形性ひざ関節症の診断では、「ひざの痛みがあるときは安静にしてください」といわれることがあったのかもしれません。しかし、ひざを大事にしすぎて家に閉じこもり安静にばかりしていると、ひざの痛みはむしろ徐々に進行していきます。

一度寝込んだことですっかり寝たきりになってしまった高齢者の話をよく聞いたことがあると思います。これは、医学用語で「生活不活発病（廃用症候群）」といいます。体の機能を使わなくなったことにより、体や頭の機能がおとろえてしまうのです。安静にしすぎたことで、ますますひざは悪化していきます。その予防と改善には、できることをなるべく無理なく積極的に行うことが一番です。

ひざが痛くても、5分歩けるのであれば、5分ずつでも歩いて、脚を動かすことで、ひざがよわくなっていくことを防げます。毎日少しでも継続して自分で筋肉体操を行うことで、痛みをなくして関節をきたえられるのです。

痛みのために安静にする人と、痛くてもできることをする人

ひざの痛みが原因で、安静にしすぎて
寝たきりになってしまう人と、
痛くてもできることを積極的に行った人とでは、
10年後、20年後の人生が違ってきます。

ひざが
痛くても
できることを
する人
ひざの痛みが
こわくて安静に
しすぎる人

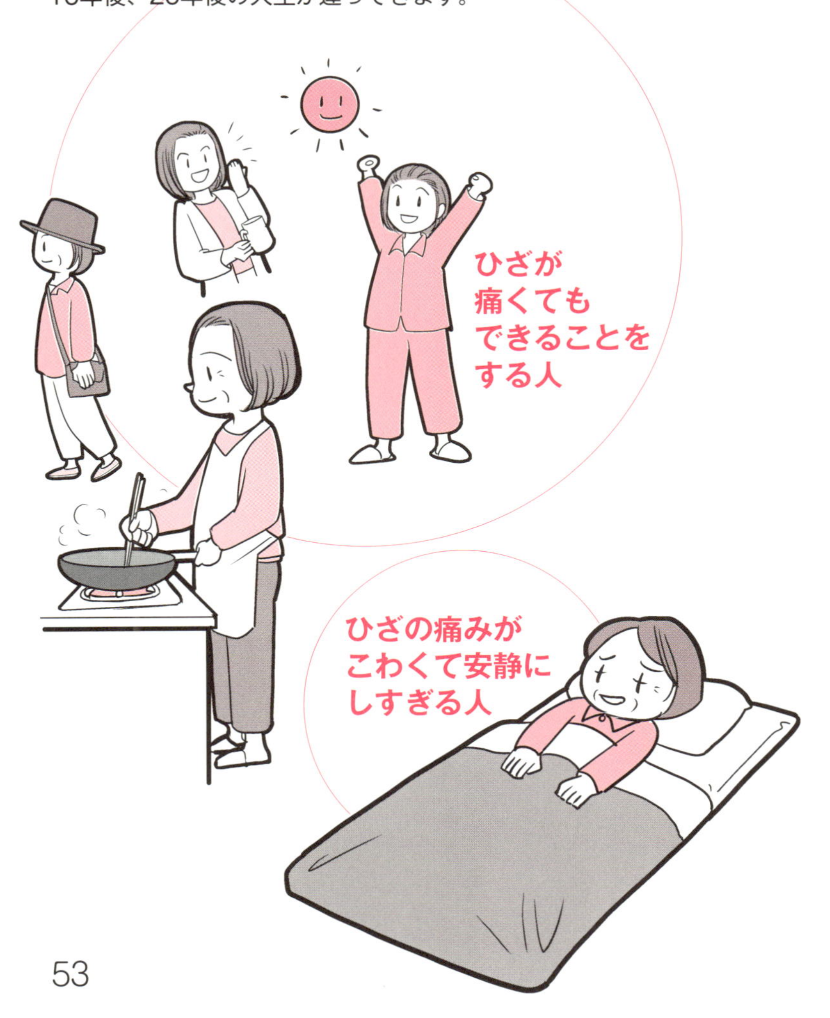

ひざの使いすぎが原因ではない！

変形性ひざ関節症は、ひざの内側の関節軟骨がなんらかの原因ですり減っていき、関節の摩擦のために炎症が起きて、ひざの痛みが起こります。変形性ひざ関節症が進行すると、上下の関節軟骨はすっかりすり減ってしまいます。しかし、歩く量やひざを使う頻度が多い、つまり使いすぎが原因で関節軟骨がすり減っていくわけではありません。

若い頃から運動選手だった人が60歳以上になったときの、変形性ひざ関節症の発生頻度を調べた研究（※1）では、長年サッカーやマラソンで走り回ったからといって変形性ひざ関節症が、ふつうの人より多かったという結果ではありませんでした。もちろん、運動が原因でひざにけがをした場合には、変形性ひざ関節症になりやすいことはあります。

ほかにもいくつかの実験や研究から、使いすぎが原因で変形性ひざ関節症が発症するわけではないことが立証されています。それよりも、ひざの痛みが原因で足を使わなくなることにより、症状の進行が早まる方が大きな問題だといえます。

※1　Lane,N.,et al.:JAMA,255:1147-51,1986

長距離ランニング愛好家と同年代のひざの比較

50～70歳のランニング愛好家41名と
ふつうの生活をしている同年代41名のひざを調べた研究では、
変形ひざ関節症の症状は、
長距離ランニング愛好家に多いということはありませんでした。

19
ひざを
酷使するから
といって、
変形性ひざ関節症に
なるわけではない

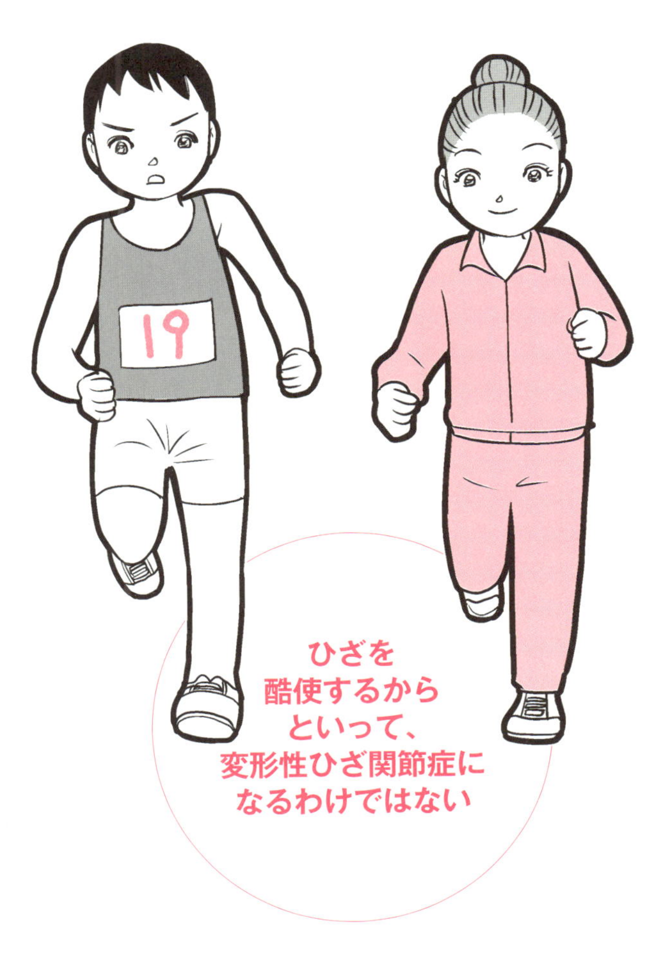

ひざに水がたまったら……

ひざにたまる水は、関節液です。関節内には、ごく少量の関節液が入っており、軟骨に栄養を与えたり、関節の動きをなめらかにしたりする働きがあります。

関節液は、ひざの中で分泌と吸収を繰り返していますが、変形性ひざ関節炎などにより、関節内に削れた軟骨のかけらが混入して刺激されると、そのバランスが崩れて炎症を起こします。軟骨のかけらで刺激される状態を解消するために、必要以上に分泌された関節液が増え、吸収されなくなったときに、過剰な関節液がひざにたまります。これが「水がたまる」状態です。ひどくなると、外から見てもひざの形が変わっているのがわかります。

ひざの水を抜いても、関節液が過剰に分泌される根本原因の炎症を鎮めないと、また水がたまります。黒澤式ひざ体操を実践し、温冷療法で腫れや熱を鎮めれば、自然と水は引きます。私は運動療法をはじめてから30年間、患者さんの水を抜いたことはありません。運動療法を続けていただくと、自然に水が引いていくからです。

関節の構造

通常は１cc未満しかない関節液ですが、
炎症によってひどいときには
30cc ～100ccもの液がたまる場合があります。

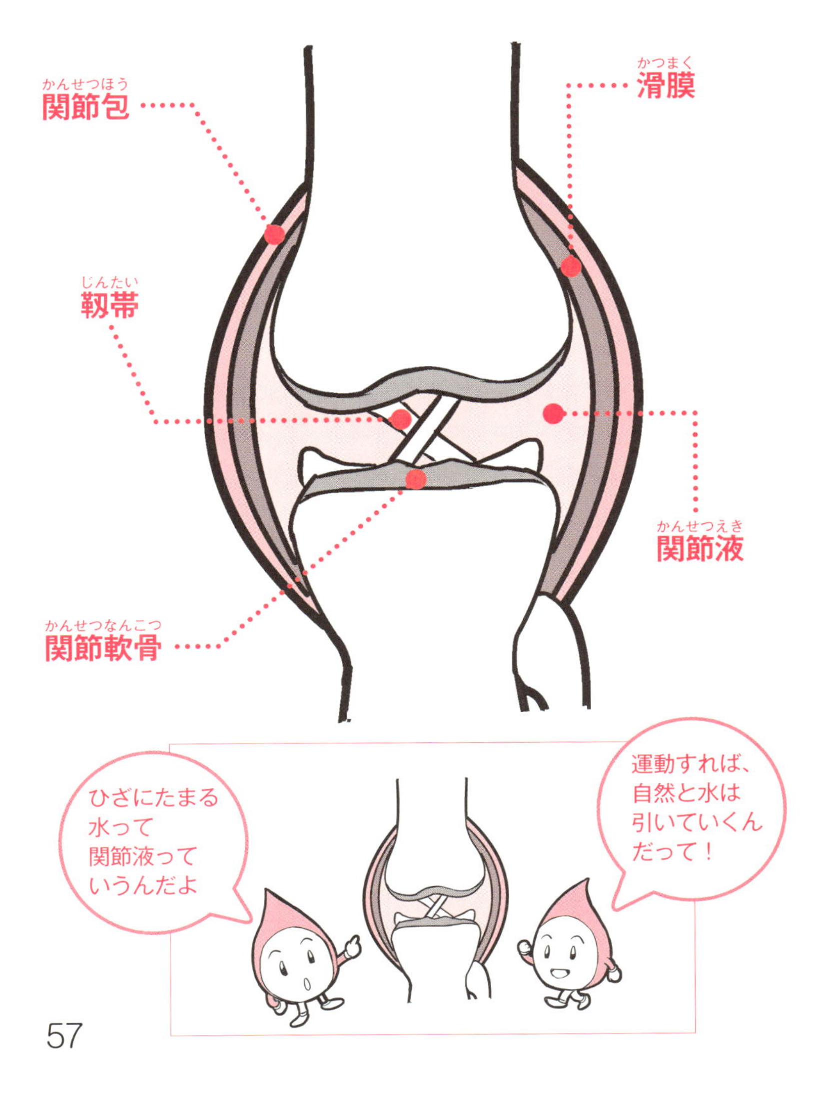

column 2

たまった水は、抜いた方がよいの？

ひざに水がたまると、おさらの上部がでっぱり、ひざの後ろがふくれてきます。しかし、水がたまること自体は、ひざの痛みの原因にはなりません。

よく「水を抜くとくせになる」とか「水がたまるのはくせになる」といわれますが、そうではなく、根本治療を行わずに水を抜くので、また炎症が繰り返して水がたまるだけです。

もし、水のたまる量が増えすぎて、だるさを感じたり動きにくくなったりする症状が出てくれば、医療機関で水を抜いてもらうしかないでしょう。

症状がそこまで悪化することなく動くことができるのであれば、根本解決にならない、「水を抜く」ことはおすすめしません。自宅で「冷やす方法（32ページ）」と「温める方法（34ページ）」を交互に行うことで腫れを抑え、黒澤式ひざ体操を行うことで、徐々にひざの水は減っていきます。

水がたまって関節が腫れているね
でも、たまった水は抜かなくていいんだよ！
がんばって運動してね！

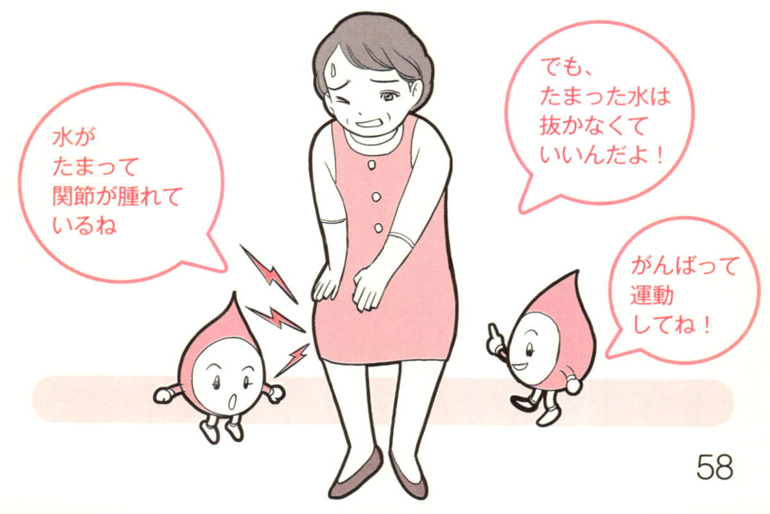

第3章

ひざが痛む原因を知ろう

ひざの構造や痛みが発生する仕組みを理解し
変形性ひざ関節症によって
ひざが痛む原因を学びましょう。

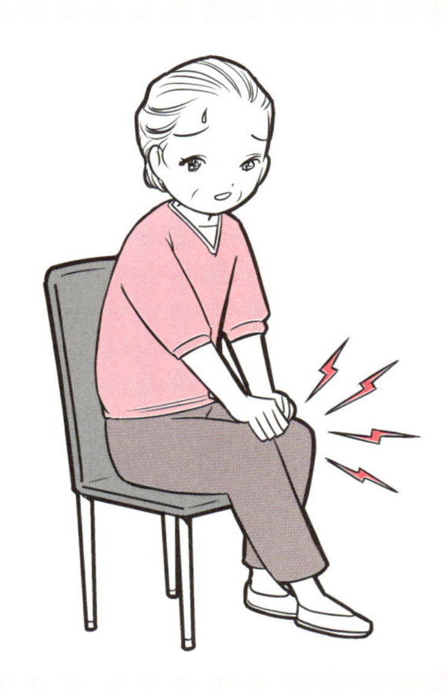

まずは確認！ひざをチェック!!

中高年になってからひざが痛みだすと、年のせいだから仕方がないとあきらめる人も多いようです。しかし、ひざの痛みをそのままにしていると、徐々に生活が不自由になり、ふつうの生活ができなくなるまで進行してしまうかもしれません。旅行や趣味で楽しいシニアライフを送るはずが、家に閉じこもったまま、寝たきり生活になってしまう可能性だってあります。

すでにひざの痛みを感じているならば、自分でひざをチェックして、どの部分にどんな痛みを感じているのか、痛みの程度はどのようなものなのか、一度痛みと向き合ってみてください。

本書の巻末（203ページ）に、ひざの痛みや日常生活の状態などについての質問表「JKOM変形性ひざ関節症患者機能評価尺度」を掲載しています。一度採点してみて、自分のひざの状態がどうなのか客観的に知ってみてはいかがでしょうか？

ひざチェックリスト

ひざの痛み、こんなことはありませんか？
その痛み、関節の軟骨がすり減っているのかもしれません

- □ 椅子から立ち上がるときにひざが痛む
- □ 長く歩き続けるとひざが痛む
- □ 歩いたあと、ひざが痛む
- □ 階段の上り下りがつらい
- □ 長い時間座っているとひざが痛む
- □ 座っている椅子から立ち上がることがつらい
- □ ひざの曲げ伸ばしのとき、音がする
- □ 和式トイレが使えない
- □ 正座ができない
- □ ひざが腫れている

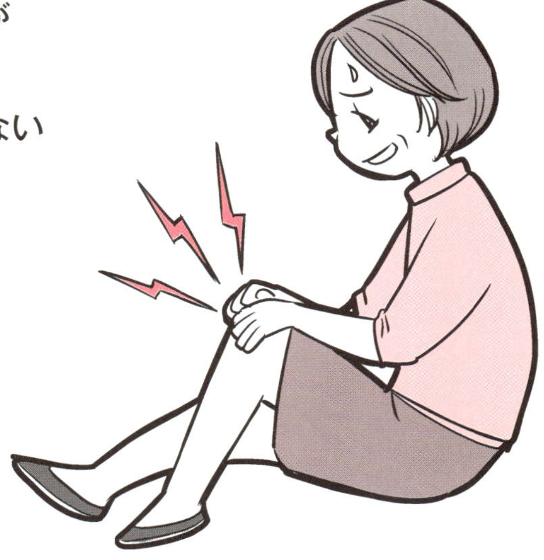

ひざの障害を持つ人は全国に3000万人以上です

高齢化人口の増加に伴って、足腰のトラブルに悩む人が増えています。なかでも中高年に多くみられる変形性ひざ関節症の患者は、潜在的に3000万人いるといわれています。

これほどひざ痛に悩む患者が多いというのに、いまだに医療現場では痛みどめの飲み薬とヒアルロン酸関節注射、電気治療が中心となっています。一時しのぎの痛みどめによる治療では、ひざ痛に悩む患者を根本的に減らすことはできません。

変形性ひざ関節症のようなひざの痛みは、運動療法によってひざをつよくして、痛みをとる治療が最も効果的です。

また、ほかにもひざが痛む病気もいくつかあります。ひざの痛みを、そのまま痛みどめの対処法でごまかさず、一度医療機関で受診して正しい診断を受けてみてください。そして、その診断結果から正しい治療法を選んで、自らの手でひざの痛みを治すのだという意気込みで立ち向かいましょう。

ひざの痛みの原因を知るために、整形外科で問診や検査を受けましょう

問診、触診、X線検査などから、ひざの痛みの原因を診断します。
X線検査では、ひざの関節軟骨のすり減り具合がわかります。

基本的な検査の流れ

問診　発生時期、痛み具合、けがの有無など
痛みの原因を知るための質問

視診　ひざの状態や形、腫れなどをチェック

触診　ひざの可動域やひざの水、熱感を調べる

X線検査　ひざの骨と骨のすきまなど、
症状の進行状況を調べる

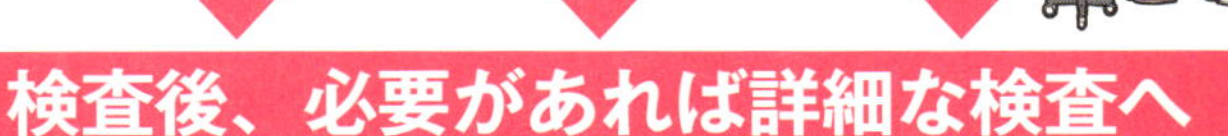

血液検査　炎症の程度の判断やリウマチ、
痛風の可能性のチェック

MRI（磁気共鳴映像法）検査
横、縦、斜めからの断面図の映像化

関節鏡検査
現在は、内視鏡手術のときのみ

ひざの構造と痛みの原因

正面から見たひざの構造

ひざには、大腿骨、脛骨、腓骨、膝蓋骨の
4つの骨が集まっています。
大腿骨と脛骨のつなぎ目を大腿脛骨関節(だいたいけいこつかんせつ)といいます。
これがひざ関節と呼ばれるものです。

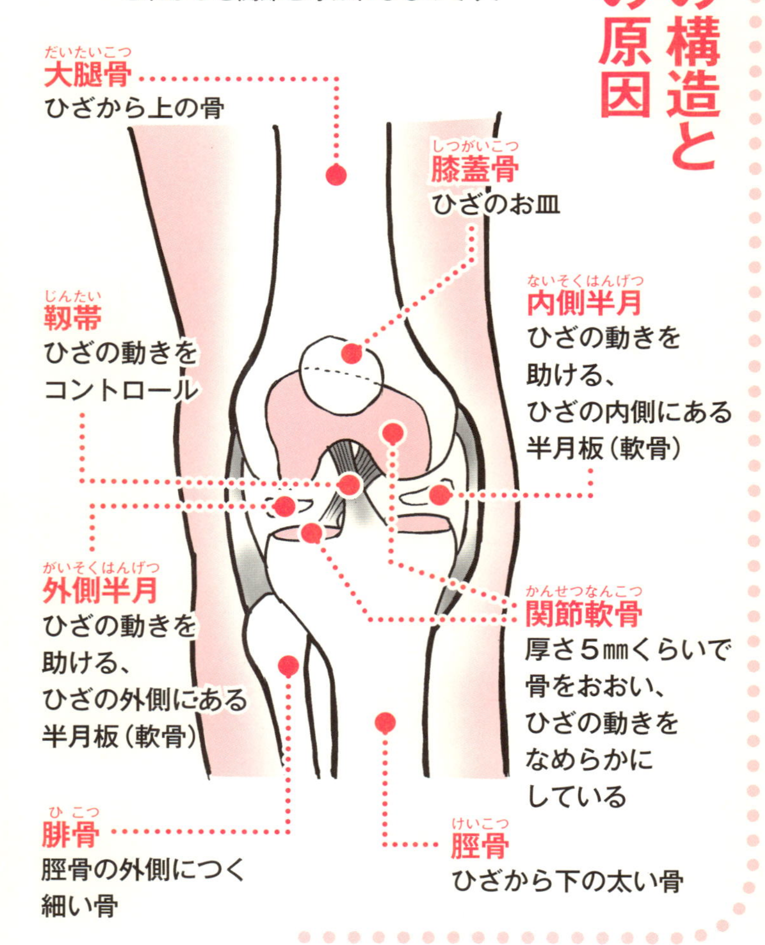

横から見たひざの構造

関節の骨の表面は、軟骨がおおって動きやすくしています。
関節は、関節の周囲にある筋肉、靭帯、腱などが
複雑な動きをつくりだしています。

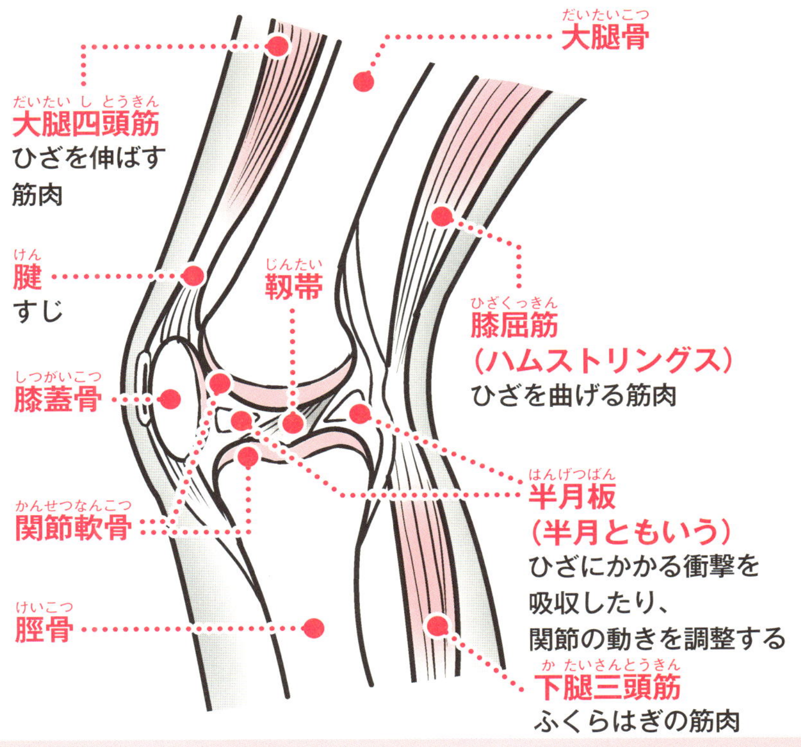

ひざの痛みの原因は、
関節軟骨がすり減って変形するためです

軟骨がすり減る ▶ 摩耗物質が出る ▶ 免疫細胞が過剰反応 ▶ 炎症が起こる（痛みが発生）

ひざの構造　骨と筋肉

ひざを動かす筋肉は、おもに2種類あります。太ももの前にある大腿四頭筋がひざを伸ばし、太もものうしろにある膝屈筋がひざを曲げるように働きます。ひざから上の骨である大腿骨は、これら筋肉に守られて体重を支えています。体を支える組織である骨や靱帯、筋肉は、動かして使うことをせずにいると、どんどん萎縮していきます。

ひざの健康を保つためにも、ひざまわりの筋肉を使って筋力訓練することには大きな意義があります。筋力を使う運動を行うことで、ひざまわりの筋肉と、骨、軟骨、腱、靱帯、すべての組織を力学的に強化できるからです。さらに筋力訓練によって、すべての組織の新陳代謝をよくすることもできます。

ひざを動かさないでいると、軟骨がよわくなって、溶けて、関節の骨同士がくっつき、筋肉や靱帯すべての組織がやせて弾力のないスジのような状態に変わっていきます。

ひざを健康に保つためにも、つねに動かして歩くことが大切です。

ひざは動かさないと、骨と骨がくっついてしまう？

痛いからとひざを動かさないでいると、
どんどん関節は悪くなっていきます。
ひざは適切な運動で
つねに動かすようにしましょう。

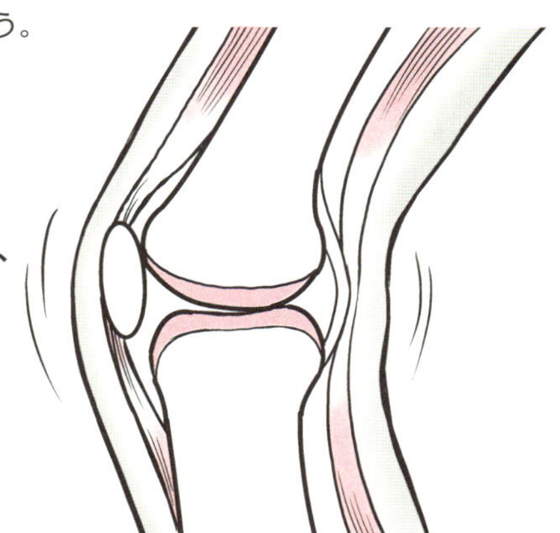

●ひざを動かしていると

筋肉、骨、軟骨、靱帯に、
栄養が行き届き、
スムーズに動きます。

●ひざを動かさないと

筋肉、骨、軟骨、靱帯のすべてに、栄養が不足し、
上下の骨がスジ（線維性組織）でくっついてしまい、
動かなくなってしまいます。
骨も軟骨も、ひざを動かして
負荷をかけないと、
萎縮（いしゅく）していきます。

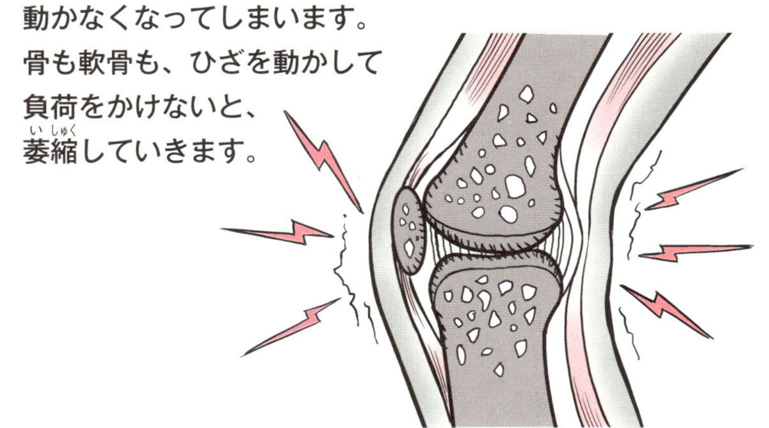

ひざの構造　ひざにかかる体重

関節の中で、もっとも大きな負担がかかるのはひざ関節です。

左ページを見てもらうとわかりますが、立つ、歩く、走る、座る、階段の上り下りなど、ふつうに生活しているだけでも、ひざには体重の3～10倍の力がかかっています。

よく、肥満がひざへの負担になるといわれますが、体重が増えれば増えるほど、ひざへかかる負荷も増すからです。

たとえば、体重50kgの女性の場合、立っているだけで150kg、歩くと250～350kg、階段の上り下りでは350～500kgもの負荷がひざにかかります。

これだけの大きな負荷が日常的にかかっていても、ひざ関節をおおっているなめらかな関節軟骨と関節液が骨への衝撃を吸収し、ひざをスムーズに動かしてくれています。

さらにその関節軟骨や骨や腱を、大腿筋などの筋肉がサポートして、ひざにかかる負荷を軽減してくれるため、ひざはなめらかに動くことができています。

ひざにかかる大きな負荷

［体重50kgの女性の場合］

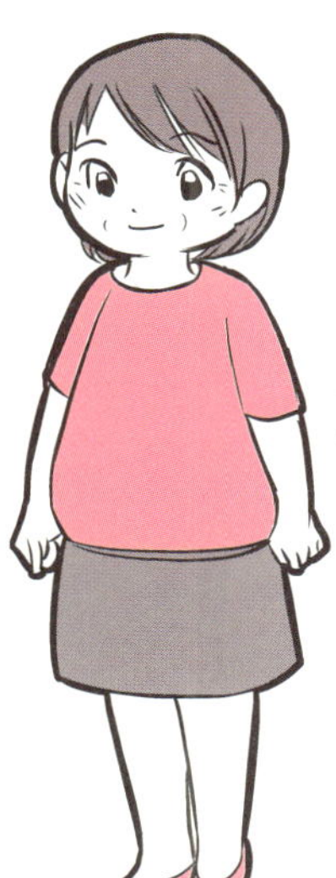

立つ

▶負荷150kg

ふつうに立つだけでも、
ひざの関節には
筋力も作用して、
体重の3倍の負荷が
かかっている

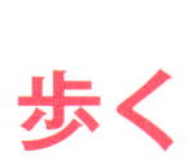

歩く

▶負荷250～350kg

歩くと、体重の5～7倍の
負荷がかかる

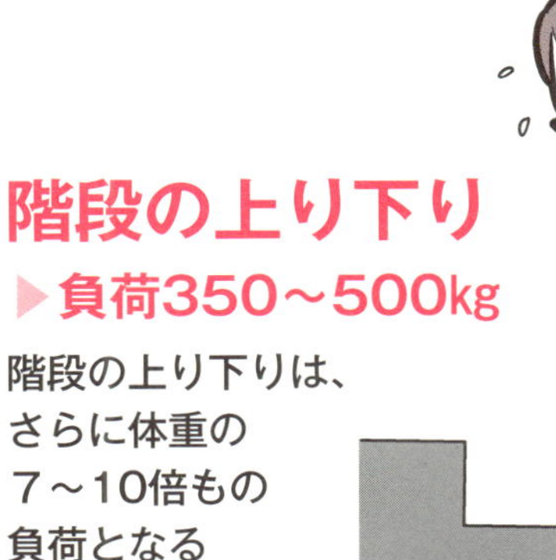

階段の上り下り

▶負荷350～500kg

階段の上り下りは、
さらに体重の
7～10倍もの
負荷となる

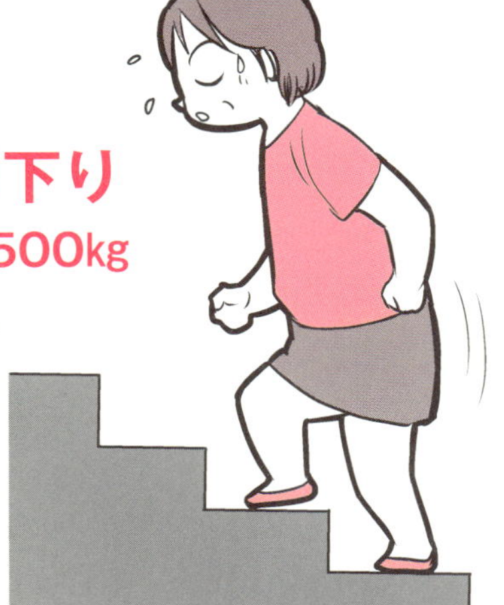

軟骨の特徴

軟骨の構造

ひざがスムーズに曲げ伸ばしできるのは、関節軟骨が骨の表面を5～6㎜くらいの厚さでおおっているためです。関節軟骨のおかげで、骨どうしが接することなくスムーズに関節を動かせます。

手羽先などを食べるときに、関節のところに白くつるつるした部分があります。あの白い部分が関節軟骨です。

軟骨には、骨のように血液や神経が通っていません。そのため、軟骨がすり減っても修復されることがなく、骨が骨折を修復するように元通りにはなりません。

関節軟骨に栄養を供給するのは、関節液という関節をなめらかに動かす潤滑油のようなものです。体重などの重みがかかると、軟骨から関節液がしみ出てきて、重みがとれると、関節液が軟骨にしみこんでいきます。このように、関節軟骨と関節液がバランスよく機能するためには、体重などの重みをかけて「動くこと」が大切なのだとわかります。

関節液と軟骨

軟骨があることで、骨の摩擦を防ぎ、ショックを和らげて、
ひざ関節がなめらかに動いてくれます。
歩くと、関節軟骨がスポンジのように関節液を吸収し、
関節液から酸素や栄養を得ることができます。

関節液

関節軟骨に栄養を供給し、なめらかに動かす潤滑油的働きをする。体重などの重みがかかったり、抜けたりすることで、軟骨に関節液がしみこんでいく

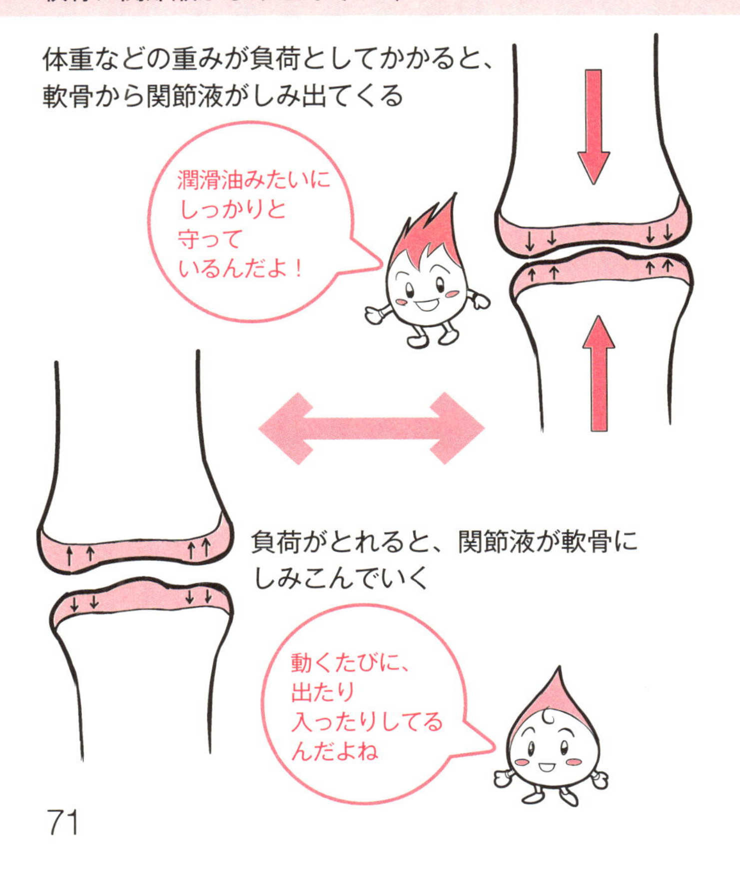

軟骨の構造　骨と軟骨の違い

骨と軟骨は、同じ「骨」という名前がついていますが、まったく違う成分でできています。骨はコラーゲンとカルシウムが成分で、軟骨はコラーゲンとプロテオグリカンというヌルヌルした成分でできています。軟骨にはカルシウムがありません。骨は硬く、軟骨には弾力性があります。

骨は、骨髄からつくられる豊富な血液により栄養が供給され、骨折などが起こっても自己修復が可能です。

軟骨には、血液も神経も通っていないため、すり減ったら修復されることもなく、そのまま退行していきます。関節軟骨がすり減っても、それ自体が痛みの原因ではありません。関節軟骨がすり減ることで、軟骨の摩耗粉に免疫細胞が過剰反応を起こし、ひざの中で炎症が起こっているため、ひざに痛みを感じます。

変形性ひざ関節症のひざの痛みは、関節軟骨がすり減っていくことによって起こります。

骨と軟骨の違い

骨と軟骨は、まったく違う成分でできています。
一番大きな違いは、骨は自己修復可能ですが、
軟骨は修復できないという点です。

骨

コラーゲンとカルシウムからできている。
硬く、中心の骨髄でつくられている血液から栄養が供給される。
血液が豊富だから自己修復可能。

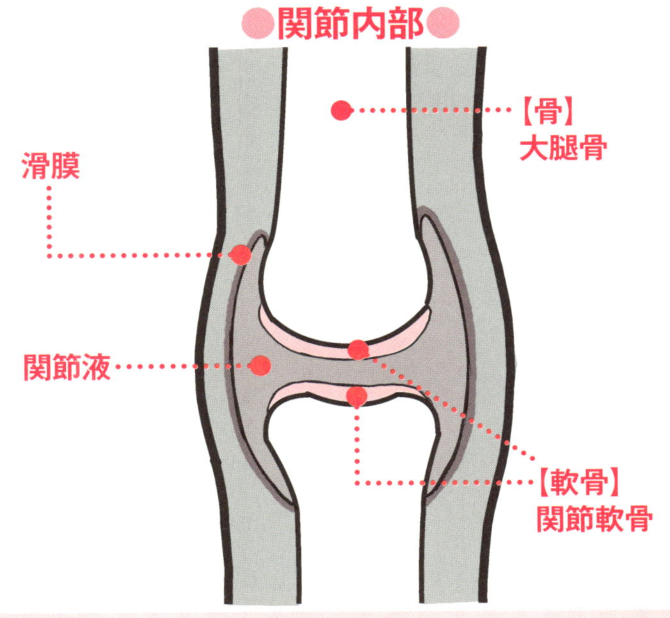

軟骨

コラーゲンとプロテオグリカンでできている。
弾力性があり、なめらか。
血管や神経が通っていないのですり減っても修復されない。

変形性ひざ関節症とは
関節の軟骨がすり減ってくる病気です

ひざ関節の軟骨は、人が歩くために大切な役割を果たしてくれています。

変形性ひざ関節症は、この大切な関節軟骨が、なんらかの原因ですり減って劣化していく病気です。関節軟骨がすり減っていく原因はまだよくわかっていませんが、第2章「ひざの使いすぎが原因ではない」（54ページ）でお話ししたように、ひざ関節の使いすぎが原因ではありません。むしろ関節軟骨は、動かせば動かすほど活性化することがわかっています。通常50歳以上で発症し、5年から10数年以上かけてゆっくりとひざの病状が進行していきます。

関節軟骨のすり減り具合の進行状況は、X線写真で確認することができます。軟骨がすり減っていくことで、膝の上下の関節の内側のすきまが、だんだんせまくなっていきます。この上下の骨のすきまが、どの程度あるかによって、変形性ひざ関節症の進行度を判定することができます。

関節軟骨がすり減ってしまった状態

症状が進行しきってしまうと、
内側の関節軟骨のすきまがなくなり、さらに進むと、
上下の骨までがすり減っていくことになります。

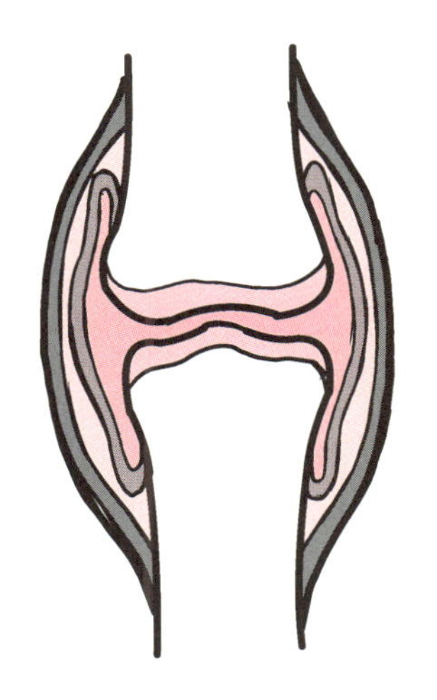

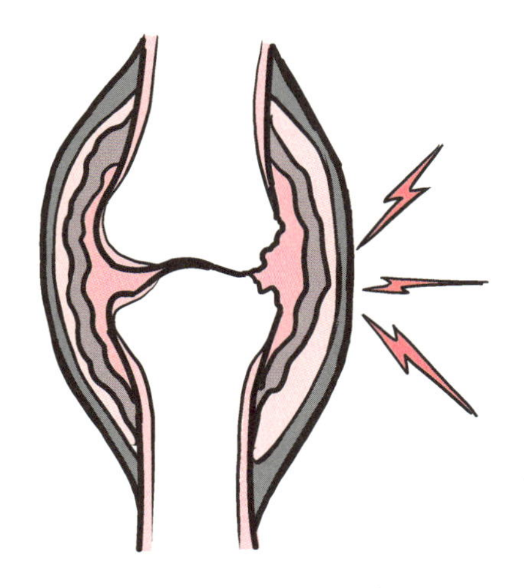

正常な状態

ひざの上の骨は、
２つの山に分かれていて、
その間はクッションのように、
ごく薄い関節軟骨で
おおわれています。

進行が進みきった状態

進行が進みきると、
一方の山の軟骨だけが
すり減って、骨が接触している
状態になります。

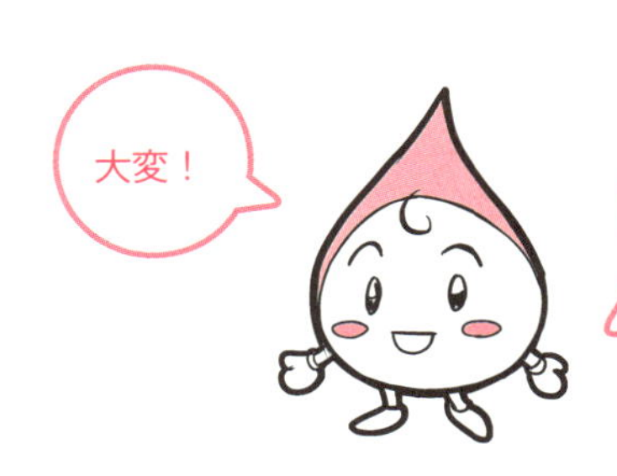

変形性ひざ関節症とは
初期から末期までの症状の進み方

変形性ひざ関節症は、関節軟骨がすり減っていく度合いと症状から、初期、中期、末期の3つの期に大きく分けることができます。

関節軟骨は、とつぜんなくなってしまうものではなく、徐々にゆっくりとすり減っていくため、患者さんご本人もいつからはじまったのかわからないケースが多くあります。

初期の状態ではひざのこわばり程度しか感じず、病気だということもわからないため、発症から10数年もたってから受診される方もいらっしゃいます。

逆にいえば病状の進行がゆっくりしているため、早期に発見し、筋肉体操などでうまくコントロールしていけば、病状の進行を食い止めることもできます。

そのためにも「ひざの痛みくらいで」と思わずに、違和感を感じたら医療機関で受診して、その痛みが変形性ひざ関節症なのかどうか診断結果を得ておくことが大切です。

変形性ひざ関節症の症状の進み方

変形性ひざ関節症の症状の進み方は、
人によって異なりますが、おおむね何年もかかって、
以下のような程度の病期（初期、中期、末期）で
進んでいきます。

初期

症状▶
ひざのこわばりや
違和感、
ときどきよわい痛み

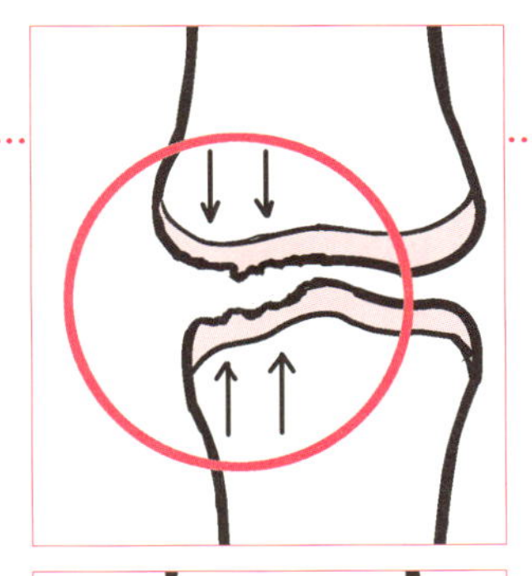

中期

症状▶
ひざがいつも痛む、
階段の上り下りが
つらい

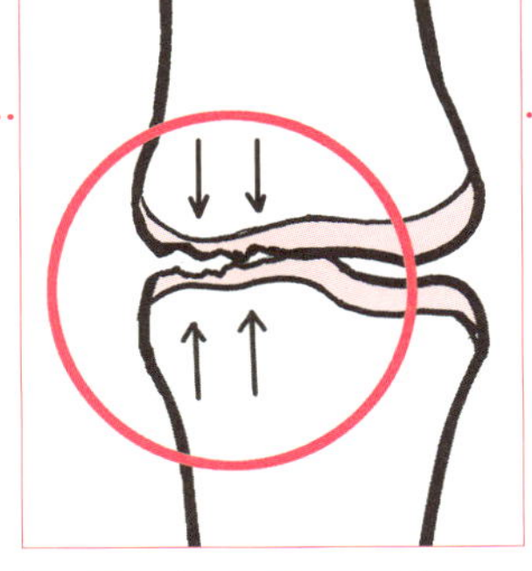

末期

症状▶
O脚になる、
つよい痛みを
感じる

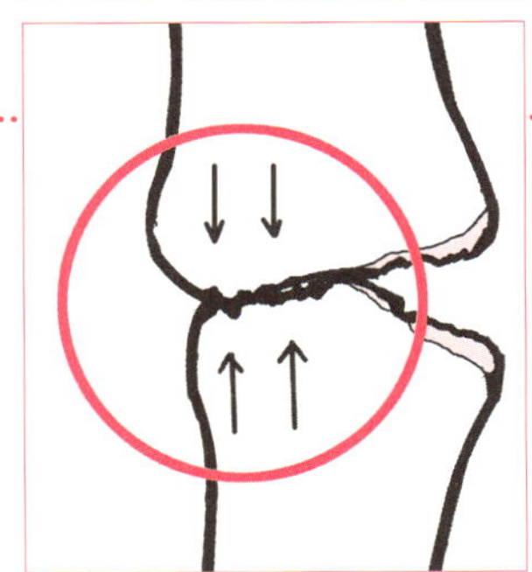

変形性ひざ関節症とは
三大リスク

変形性ひざ関節症の原因は、一次性と二次性のふたつに大きく分けられます。一次性は、原因はわからないが、関節軟骨がすり減って、ひざの痛みが起こっている中高年の患者。二次性は、若いときにけがや靭帯損傷（じんたいそんしょう）があった患者です。後遺症として関節軟骨が徐々にすり減ってくるもので、比較的若い年代で発症します。

患者のほとんどが一次性です。第2章でも紹介しましたが、変形性ひざ関節症になりやすい三大リスクは、中高年、女性、肥満だということがわかっています。一番のリスクは、年齢です。50代から症状が現れはじめ、もっとも多いのは60代以降の女性です。60代以降年齢が上がるほど、患者数は増えていきます。

また、「ひざの構造　ひざにかかる体重（68ページ）」で説明したように、肥満は、ひざ関節にとって大きな負担となります。肥満は変形性ひざ関節症にとっては、さらに軟骨をすり減らす原因にもなりますので、自分で改善するようにしましょう。

変形性ひざ関節症の患者の性別と年齢

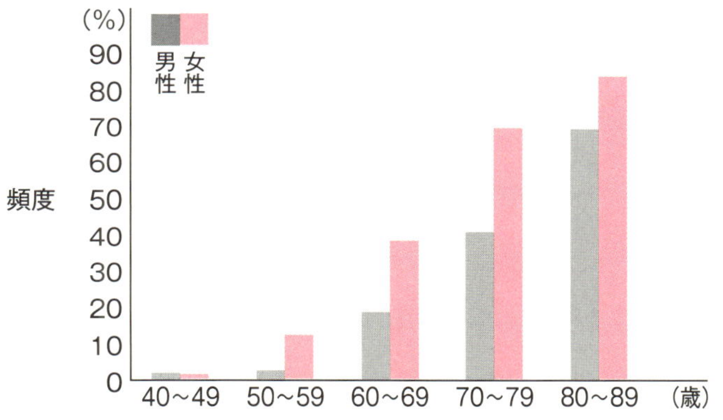

古賀良生編『変形性膝関節症-病態と保存療法』南江堂，2008

減らせるリスクは、自分で改善！

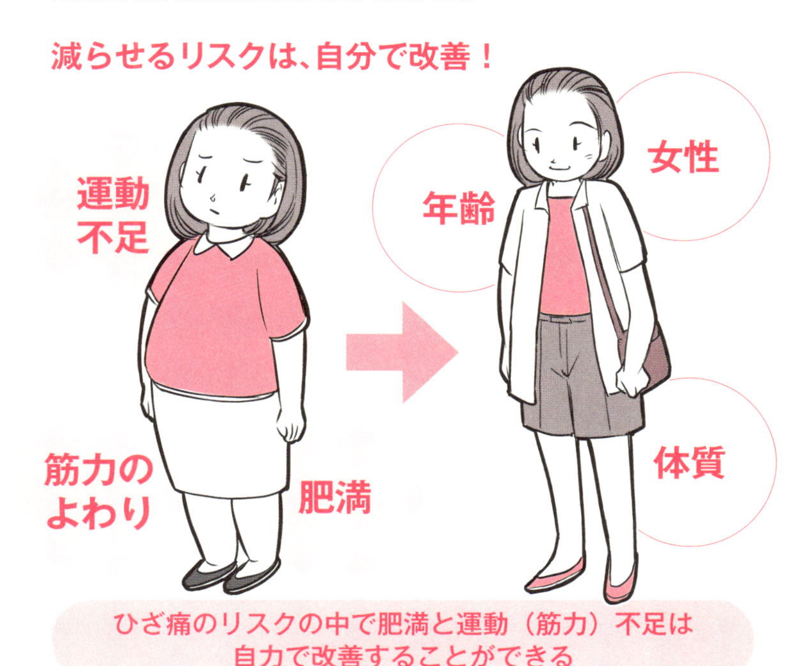

初期の変形性ひざ関節症

初期の変形性ひざ関節症の症状は、痛みもよわく、すぐに治まったりするので気にする人も少なく、自分自身が病気だとは思わないで過ごす人の方が多いでしょう。こうした初期症状の時期は、数年から10年以上続く場合があります。

もっともわかりやすい初期の症状は、朝起きて歩きはじめたときに、ひざがこわばる、重い、違和感がある、といったものです。

階段の上り下り、正座、座ったり立ったりするときなど、ひざに力がかかる動きをすると、痛みを感じることもあります。いつも痛みが続くわけではなく、しばらくまったく何も感じない時期もあります。しかし、このまま放置しておくと、いずれ痛みがつよくなっていきます。

変形性ひざ関節症の初期症状は見逃されがちなものですが、この段階で生活習慣を見直して適切なケアを行い、病状の進行を止めることが、もっとも重要です。

初期のひざ関節の状態

関節軟骨が少しずつ、すり減りはじめています。
動作によって痛みを感じる場合があります。

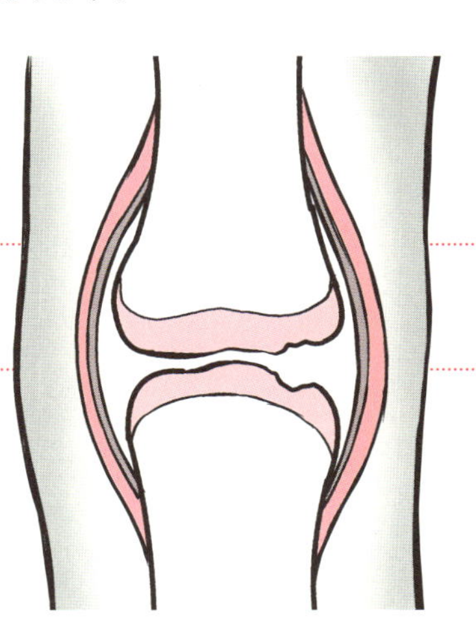

- 発症時期がわからないが、ゆっくりと進行している。
- 痛みがあってもしばらく休むとよくなる。
- 初期の症状が続く期間は、１～２ヶ月または数年、人によって異なる。

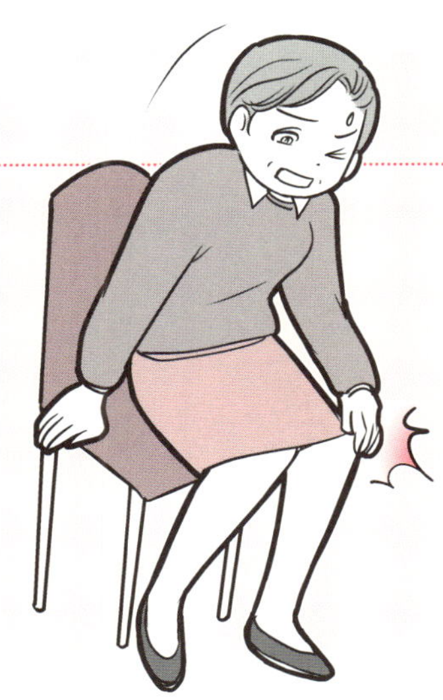

主な自覚症状

- 朝起きたときにひざがこわばる。
- なんとなくひざが重い、違和感がある。
- 痛みが出たり、治まったりする。
- 階段の上り下りや立ち上がったときに痛む。

中期の変形性ひざ関節症

この頃には、ひざがいつも痛み、ひざが変形したり、音が出たりすることもあります。ひざの変形が進むとO脚になって外見的にも変化がわかるようになります。はっきりと痛みを自覚し、病院へ行こうと思うようになります。

中期になると、ひざの関節は内部で炎症を起こしています。熱や、痛み、腫れなどを起こすことがあります。ひざの内部では、擦り切れた関節軟骨の摩耗物質が、関節包の内側の滑膜を刺激し、炎症を起こしています。

炎症がひどいと、ひざに水がたまることもあります。炎症のために、ふだんは1ccくらいの関節液が、過剰に分泌されて30〜50ccほどの関節液がひざの内部にたまります。これが「ひざに水がたまる」状態です。痛みの原因ではありませんが、ひざが重くだるく感じるようになります。中期の痛みは、初期と違って自然には治まりません。整形外科を受診して、痛みを抑えつつ、筋肉体操などの運動療法とケアを行い、痛みを軽減しましょう。

中期のひざ関節の状態

関節軟骨のすり減りが進み、ひざの内部では炎症が起きています。
熱や腫れ、ときには水がたまることもあります。

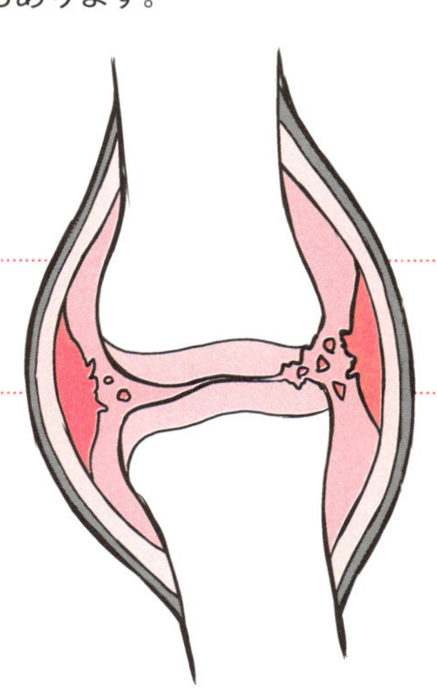

- ひざがいつも痛む。
- ひざがO脚に変形している。
  ひざから音がする。
- 熱や腫れ、
  ひざに水がたまっている。

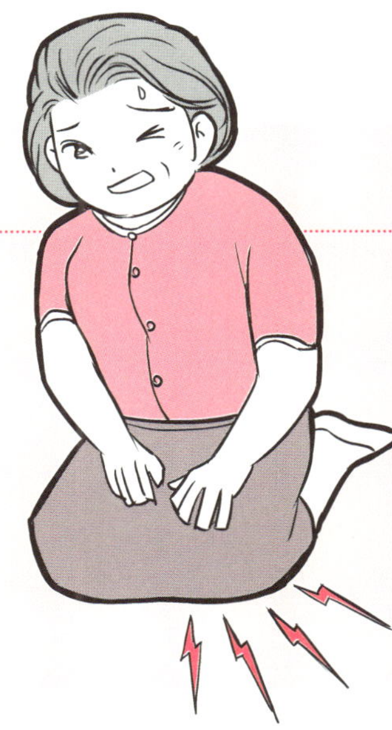

主な自覚症状

- ひざがいつも痛む。
- 痛くて正座が
  できない。
- 階段の上り下りが
  つらい。
- ひざが熱っぽい、
  腫れや水がたまる。

末期の変形性ひざ関節症

末期の症状は、進行が進み、痛みはさらにつよくなっています。日常動作がすべてできにくくなり、外出を控えるようになります。ひざに水がたまることはあまりなくなりますが、ひざの痛みによって行動を制限されるため、気持ちが暗くなるなど、精神的な影響も出てきます。

ひざの関節軟骨がほとんどすり減ってなくなっているため、上下の骨がぶつかり、それを避けるために骨が横にふくらんでくるなどの変化が起こります。ひざが大きく、ふしくれだったりして、ひざの変形が明らかになってきます。中期から起こっていたO脚はさらに変形を増し、末期では明らかなO脚になります。

末期の状態に陥った高齢者のなかには、外へ出ることもできなくなり、家に閉じこもっていることから、認知症を発症したり、うつなどの心の病いを併発することもあります。痛みの状態に応じた体操や適切なケアを行って、なるべく体を動かすようにしましょう。

末期のひざ関節の状態

関節軟骨がほとんどなくなり、
骨と骨とが直接ぶつかるようになるため、痛みが激しく、
日常生活が困難になります。

- 痛みで日常の動作ができにくい。
- 痛みによる行動の制限によって、精神的な影響も及ぼす。
- ひざの関節軟骨がほとんどすり減ってなくなり、上下の骨がぶつかっている状態。

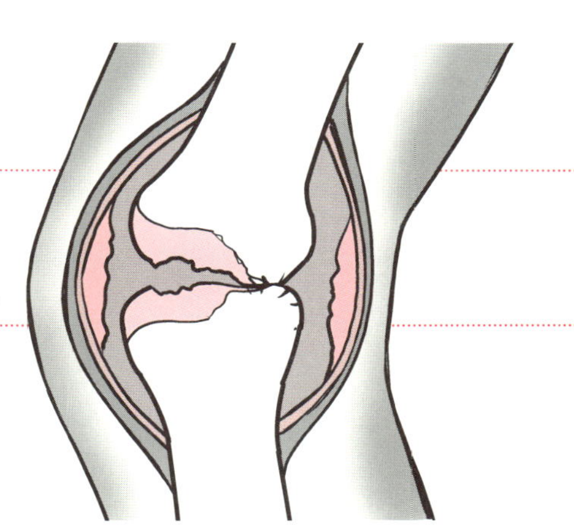

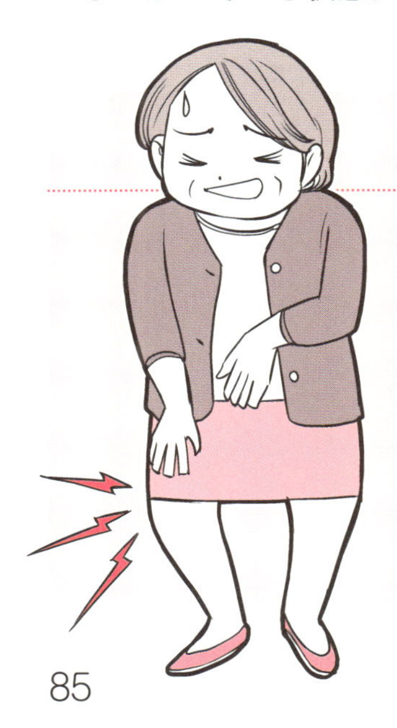

主な自覚症状

- 日常的につよい痛みを感じる。
- 明らかなO脚になる。
- 買い物や散歩に出かけなくなる。
- ひざを動かすとゴキゴキと音がする。

変形性ひざ関節症以外の原因

大腿骨顆骨壊死（だいたいこつかこつえし）

ひざの痛みには、変形性ひざ関節症以外にも、さまざまな病気が原因であることも多くあります。ここからは、ひざの痛みを起こす、おもな病気を紹介していきます。

大腿骨顆骨壊死は、ひざの上の骨の大腿骨顆部の一部が壊死してしまう病気です。幅1～2㎝、長さと深さ1～3㎝にわたってへこみます。

原因は不明ですが、ひざの痛みや腫れ、動作中にとつぜん激痛に襲われることもあります。60代以上の変形性ひざ関節症の患者が、合併症的に発症することがほとんどです。

X線写真やMRIをとれば、大腿骨顆骨壊死であることがわかります。

治療方法は、変形性ひざ関節症と同じです。

痛みや腫れには、薬物療法で様子をみます。熱や腫れには、冷やしたあとに温めるなどの療法で対処しましょう。運動療法は、黒澤式ひざ体操や風呂でのストレッチングを行います。

大腿骨顆骨壊死

ひざの上の骨の大腿骨顆部の一部が壊死してしまう病気です。
Ｘ線写真やＭＲＩによって、この病気かどうかがわかります。

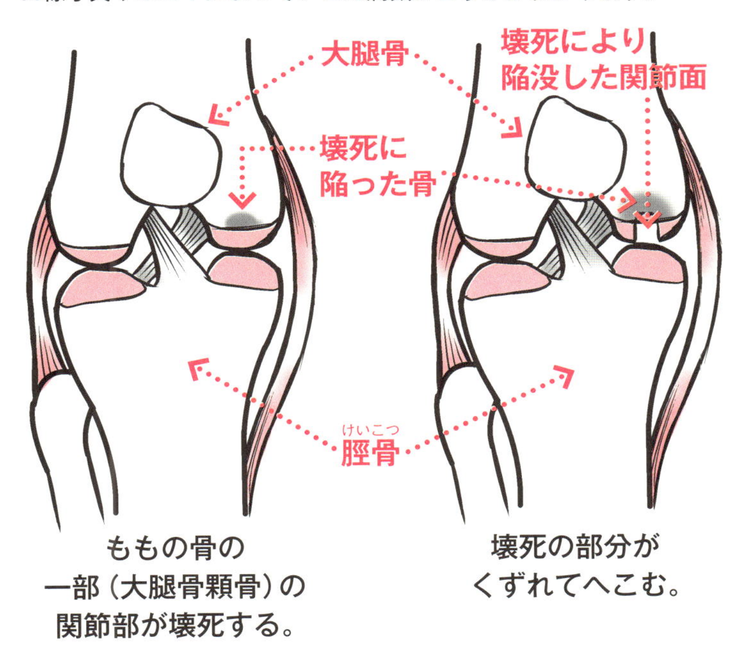

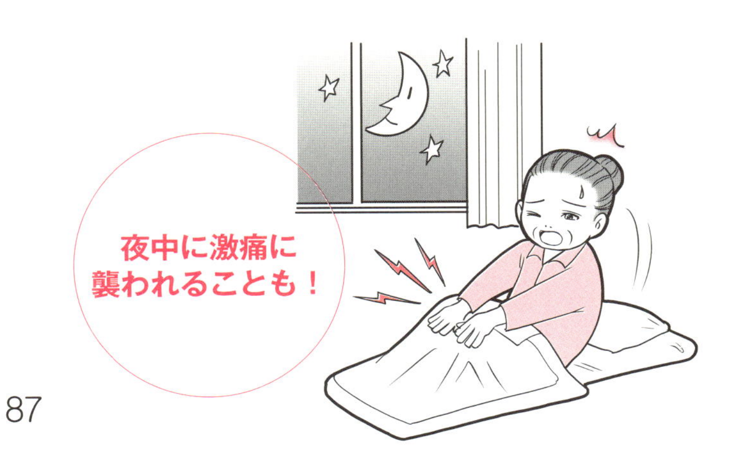

変形性ひざ関節症以外の原因

関節リウマチ

関節リウマチは、ひざ以外に全身の関節、手首の痛みや発熱、だるさが発症する多発性の関節炎です。

手指、手首、ひざ、股関節、肩、ひじなどの部分が左右対称に痛みます。

朝、指がこわばったり、安静にしていても痛くなってきたりします。

変形性ひざ関節症と似ていますが、20～40代の女性に多く発症します。変形性ひざ関節症の症状よりも炎症がつよく、激しい痛みが起こります。関節の変形が進行すると、手足の指の関節が破壊されたり、脱臼(だっきゅう)や変形したりします。

関節リウマチは、血液検査とX線写真の変化などから診断できます。

難病ではありますが、最近では効果の高い薬も数多く開発されてきています。

しかし、なんといっても症状が進行する前に、早期発見して、早期治療をすることが大切です。

正常な関節と関節リウマチの関節

関節リウマチは、自己免疫疾患(じこめんえきしっかん)です。
本来は外敵を排除する免疫機能がまちがって
自分の関節組織を攻撃して破壊してしまいます。

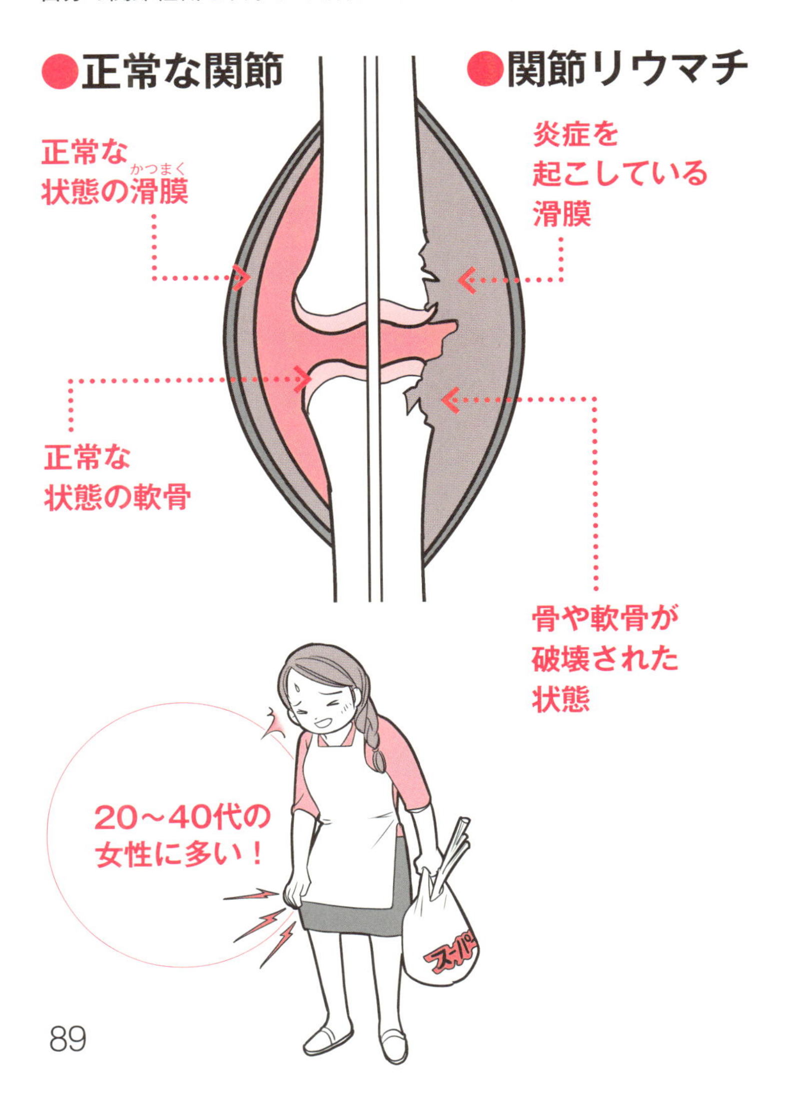

変形性ひざ関節症以外の原因

半月板損傷（はんげつばんそんしょう）

半月板損傷は、ひざの上下の骨の間の、内側と外側に1個ずつある半月板が、スポーツによるけがや、加齢によって変化して損傷したものです。

しかし、中高年以降の半月板の傷は、加齢による自然現象のひとつと考えられています。加齢によって弱っている半月板は、急に立ち上がったときに痛むこともあります。

半月板はひざ関節にあってひざを安定させ、衝撃を受けたときのクッションの役目をしています。半月板が損傷することで、ひざが腫れたり水がたまったり、とつぜんひっかかったようにひざが伸ばせなくなることがあります。

治療方法は、変形性ひざ関節症と同じように、物理療法と運動療法を行うことでほとんどの人がよくなります。

中高年のひざ痛の方が、ＭＲＩ検査によって半月板損傷と診断され、手術（１４２ページ参照）をすすめられることがありますが、これはやってはいけません。

半月板の位置

変形性ひざ関節症がある中高年のほとんどの人に
半月板損傷がみられます。

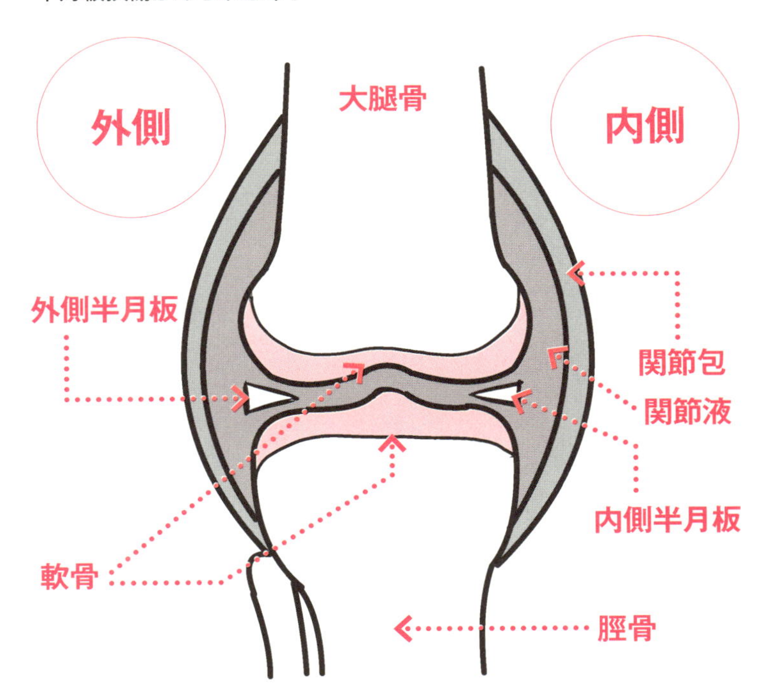

主な症状

- 動くとひざの中で音がする
- 動くとひざが痛む
- ひざになにかが
  つまっているみたいに
  伸ばせなくなる

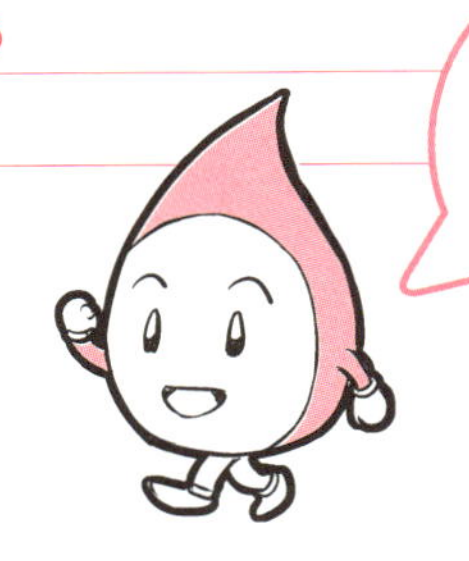

変形性ひざ関節症以外の原因

その他の病気やケア

変形性ひざ関節症以外に、ひざが痛む病気はほかにもさまざまなものが考えられます。痛風、偽痛風は、関節内に結晶がたまり、炎症を起こします。痛風では尿酸が、偽痛風ではピロリン酸カルシウムが結晶になって関節にたまり、突然激しい痛みを起こします。痛風の多くの発作は、足の指のつけ根の関節が激しく痛み出しますが、このようにひざの関節が激しく痛むこともあります。

ほかには、糖尿病などで神経が傷むことにより関節が破壊される神経性関節症、関節に細菌が入り込んで炎症を起こす化膿性関節炎などは早急な治療が必要になってきます。また、膠原病、色素性絨毛結節性滑膜炎などの病気でも、ひざが痛むことがあります。ただのひざの痛みだと勝手に自己判断せずに、きちんと医療機関で診断してもらうことをおすすめします。しかし、これらの疾患は本書の変形性ひざ関節症よりもずっと少なく、全部合わせても変形性ひざ関節症の患者さんの1%ぐらいです。

変形性ひざ関節炎以外の病気によるひざの痛み

ひざの痛みには、さまざまな病気の可能性が考えられます。
勝手に自己判断せずに、
まず一度医療機関で診断してもらうことが大切です。

病名	ひざの痛み
痛風、偽痛風	●突然の激しい発作的な痛み
神経性関節症	●痛みなし
化膿性関節炎	●じっとしていても痛みがある ●熱や腫れ ●倦怠感
膠原病	●関節リウマチのような痛み
色素性絨毛結節性滑膜炎	●ズキズキした鈍痛 ●熱や腫れ

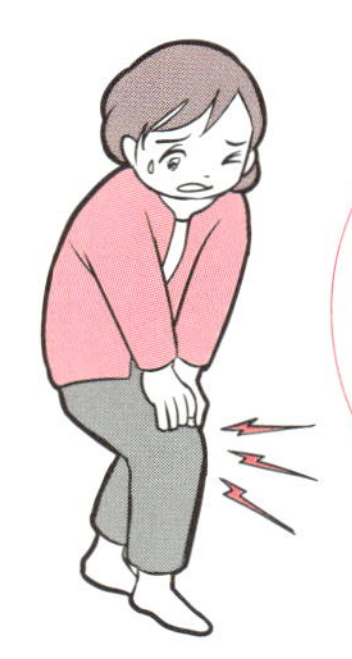

ひざの痛みを
感じたら、
しっかりと原因を
探ってもらい
ましょう！

column 3

正座は ひざ痛の原因ではない？

変形性ひざ関節症の原因は、正座のせいではありません。

最近は、正座ではなく椅子を使う生活様式の方が普及していますが、日本の変形性ひざ関節症の患者数は増える一方です。たたみ、和式トイレ、ちゃぶ台、正座など昔ながらの日本の生活様式の方が、足腰やひざ関節に負荷を与えて自然ときたえていたのではないでしょうか。

初期の変形性ひざ関節症では、ひざが完全に伸びない、曲がらない「拘縮（こうしゅく）」という症状が出てきます。この症状のせいで正座をしようとしてもできなくなってきます。医師から「ひざが痛むので正座は避けるように」という指導を受けたり、ひざの痛みを避けるために椅子で生活することをすすめられたりして、「正座＝ひざに悪い」という固定概念が植えつけられてしまったのかもしれません。

正座は、ひざ関節の訓練にもなります。しかし、もちろん痛みがあるときは、無理して正座をしないでください。

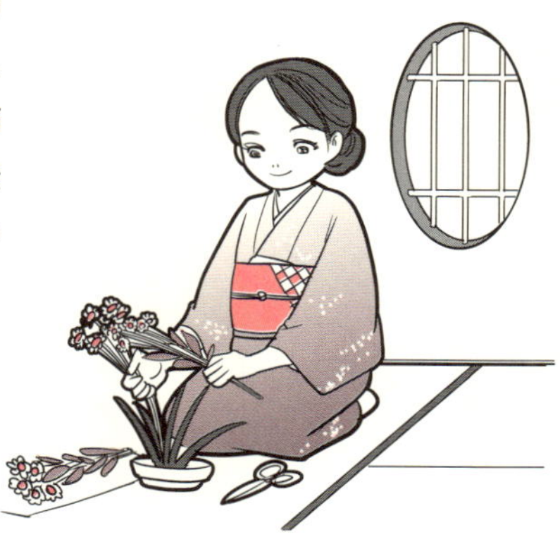

第4章

ストレッチングの重要性

運動の前後には、柔軟体操としての
ストレッチングを必ず行いましょう。
ストレッチングで筋肉を伸ばしてひざと体をほぐすと、
運動中のけがや事故も防げます。

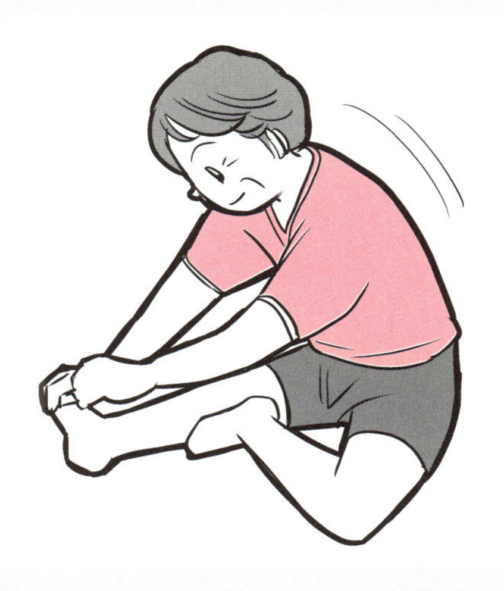

ストレッチングの効果

加齢や運動不足が原因で、関節や筋肉は次第に硬くなっていきます。特に中高年になると、筋肉や腱、靭帯の柔軟性が衰えて、自然と硬くなっていきます。こうした柔軟性の低下が、体のバランスをくずしての転倒やけが、事故につながりやすくなります。年をとっても安全に活動するためには、「筋肉や関節をゆっくり伸ばして柔軟性を回復させる運動」＝「ストレッチング」が欠かせません。

ストレッチングは、適切にゆっくりと筋肉を伸ばすことで効果を高め、血行を促進し、関節をなめらかに動かし、筋肉痛や筋肉疲労を予防、体を動かしやすくします。

ストレッチングには、全身の主要な筋肉をまんべんなく伸ばすためにさまざまな方法があります。どのストレッチングも、反動やはずみをつけた素早い動作で行ってはいけません。痛みを感じない程度にゆっくりと筋肉を伸ばし、伸ばしきったところで10～20秒間その姿勢を保持しなければなりません。

ストレッチングの注意点

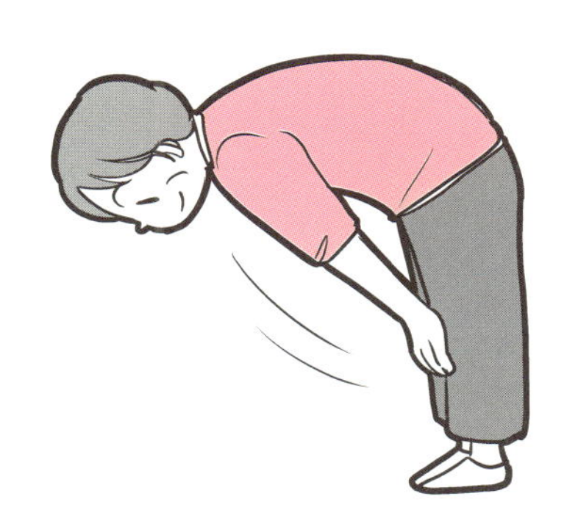
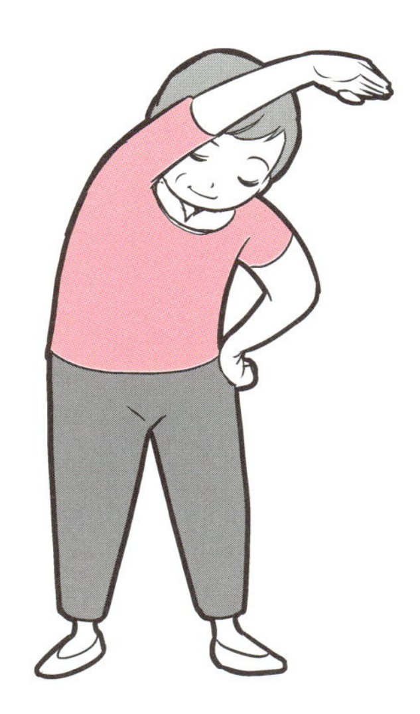

①筋肉をゆっくりと伸ばす

ストレッチングで決してやってはいけないのは、
はずみをつけて勢いよく動作することです。
ゆっくりとした動作で、
筋肉が伸びていくのを感じながら動かしてください。

②筋肉を伸ばした状態で静止する

筋肉を伸ばしきったところで、
10〜20秒間動作を止め、そのままの姿勢を保ちます。
そしてまたゆっくりと元に戻していきます。

③左右交互に最低2回以上繰り返す

同じ動作を左右交互に最低2回以上繰り返します。
ひざの痛みもなくなり、体が慣れてきたら、
回数を増やしていきます。

④毎日行う

毎日ストレッチングを続けていくことで、
次第に体が柔らかくなっていきます。
できれば毎日朝晩の2回行いましょう。

ストレッチングを行うタイミング

筋肉や関節をゆっくり伸ばし、柔軟性を回復させる効果のあるストレッチングは、本格的な運動の前後に行います。

運動前のウオーミングアップと運動後のクーリングダウンとして行いましょう。筋肉体操やウオーキングなどの運動の前には、必ずストレッチングを行って、関節や筋肉をほぐし、動かしやすくしましょう。また、ストレッチングには、運動で使った筋肉の疲労をとる効果もあります。本格的な運動をしなくても、黒澤式ひざ体操と一緒に、軽い運動療法としてストレッチングを取り入れて日常の習慣にするのもおすすめです。

特に高齢者で、とつぜん足がつる（こむら返り）のは、硬くなった筋肉のこわばりが原因です。下半身のストレッチングを習慣にすれば、足がつることはありません。

ストレッチングを毎日行うことで、体がほぐれて動かしやすくなるとともに、気分もすっきりしてきます。毎日の健康習慣にぜひ取り入れましょう。

ストレッチングを行うタイミング

●運動の前後に

①運動前　ストレッチング（運動前のウオーミングアップ）
②運動　（黒澤式ひざ体操、ウオーキングや水泳など）
③運動後　ストレッチング（運動後のクーリングダウン）

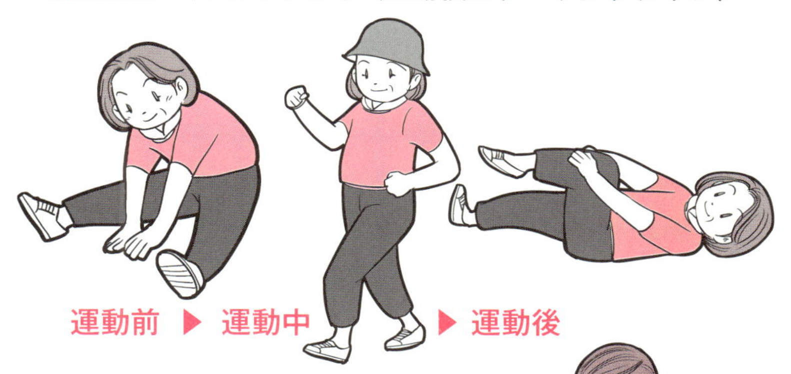

●黒澤式ひざ体操の前後の運動療法として

黒澤式ひざ体操の前後に、
ストレッチングを
セットで取り入れましょう。

●足がつる（こむら返り）予防として

加齢や筋肉疲労などで
足がつりやすい
（こむら返り）人の予防として、
ふくらはぎとアキレス腱の
基本のストレッチングが効果的です。

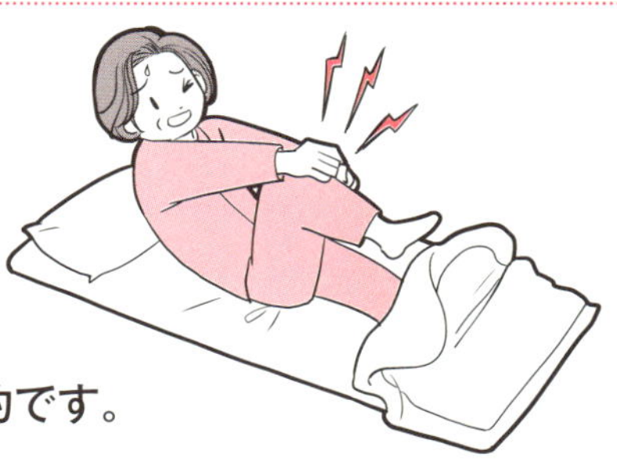

ストレッチング①
基本 ふくらはぎ、アキレス腱

ふくらはぎとアキレス腱を伸ばすストレッチングです。足がつる「こむら返り」の予防にもなりますので、習慣にしてください。

テーブルに向かって立ち、かかとを床につけたまま、ひざを伸ばします。

前後に50㎝くらい足を開いて立ち、テーブルに手をのせます。

その姿勢のまま、ゆっくりと体を前に倒していきます。

前脚のひざは、ゆっくりと曲げます。

後ろ脚は、かかとをしっかりと床につけ、ひざを曲げずに前へ倒していき、ふくらはぎからアキレス腱にかけての筋肉がピーンと張った感じになるまで伸ばします。

ふくらはぎが伸びきった感じがしたら、そこで静止して10～20秒数えます。数え終わったら、いったん力を抜いて、ゆっくりと姿勢を元に戻します。

同じ動作を左右交互に最低2回以上繰り返します。

ふくらはぎとアキレス腱のストレッチング

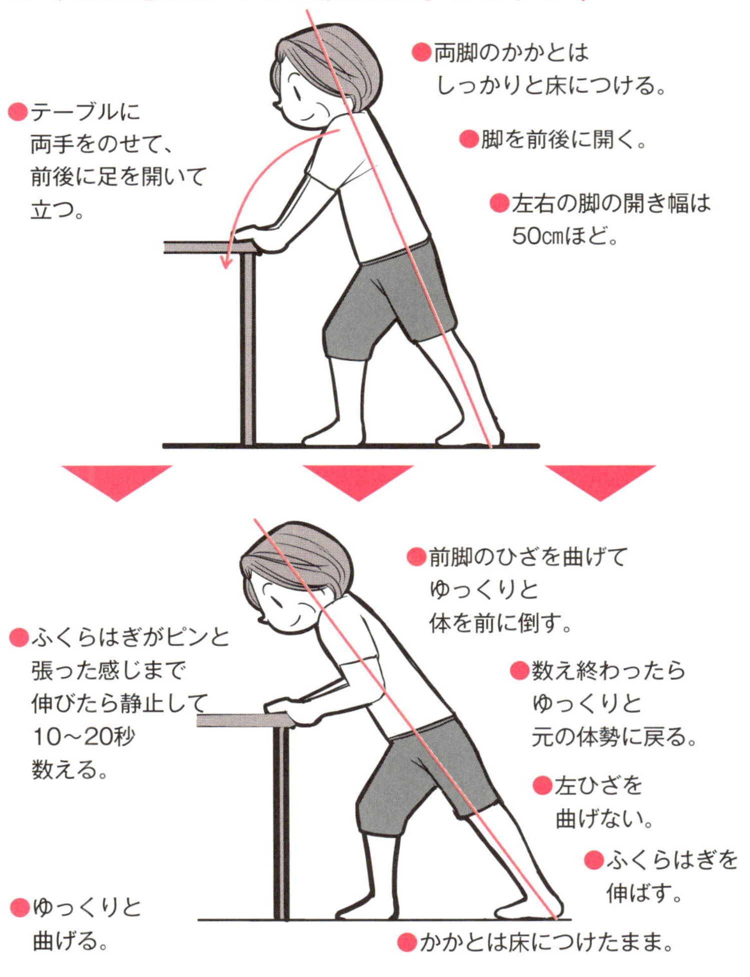

足がつる「こむら返り」の予防にもなるストレッチングです。
同じ動作を左右交互に最低２回以上繰り返します。

ストレッチング②
基本　ももの前側

足首を持って、ももの前側の筋肉を伸ばすストレッチングです。
立ったままと、横に寝たままの、ふたつの方法で行えます。
台に片手をついて体を支え、体のうしろで片脚の足首を持ちます。
腰を伸ばして、手に持った脚をなるべくうしろへ引っ張ります。
ももの前側の筋肉がピーンと伸びているのがわかったら、そのままの姿勢で静止して、10〜20秒数えます。数え終わったら、いったん力をゆるめて、もう一度繰り返します。
同じ動作を左右交互に最低2回以上繰り返します。
ひざが痛い人は、無理なくできる範囲で行ってください。
立って行うのがむずかしい人は、横に寝ても、同じ動作が行えます。
横に寝て行うときは、片手は床面に置いて、体を支えるようにします。脚をうしろへ引っ張るときに、腰をそらしすぎないよう注意してください。

ももの前側のストレッチング

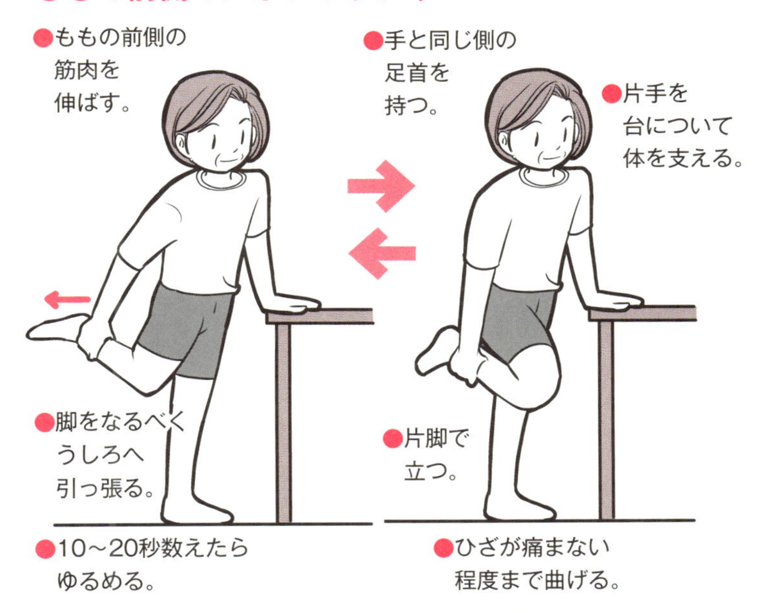

同じ動作を左右交互に最低2回以上繰り返します。

横に寝て行う方法（立ってできない人向け）

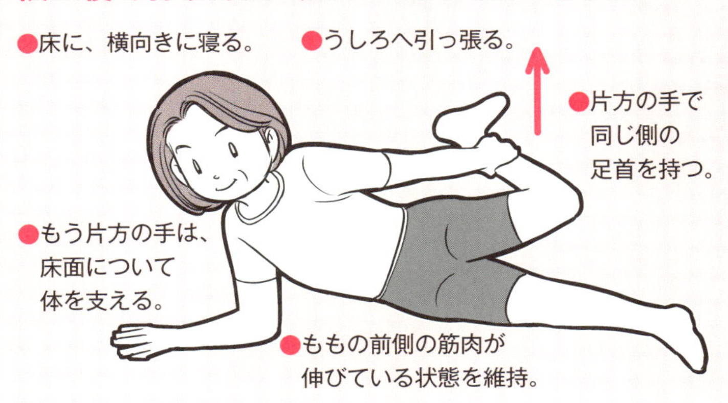

ストレッチング③
基本 ももの裏側

ももの裏側の筋肉は、ハムストリングスといい、ひざを曲げる筋肉です。ももの裏側の筋肉を伸ばすと、腱や靭帯もしっかり伸ばすことができます。

腰を床に下ろして、両脚をなるべく広く開きます。

重ねた両手の指先が、片方の足の指先に触るように、ゆっくりと体を倒していきます。ひざはできるだけ伸ばしたままにしてください。ももの裏側の筋肉がピーンと張ってくるのがわかります。

体を倒せるところまで倒して、そのままの姿勢で10〜20秒数えます。数え終えたらゆっくりと元に戻します。

同じ動作を左右交互に最低2回以上繰り返します。

両方のひざを伸ばしたままのストレッチングがきつい人は、片方のひざを曲げたままで行ってもかまいません。ひざを伸ばした方の脚に、ゆっくりと上体を倒していきます。

ももの裏側のストレッチング

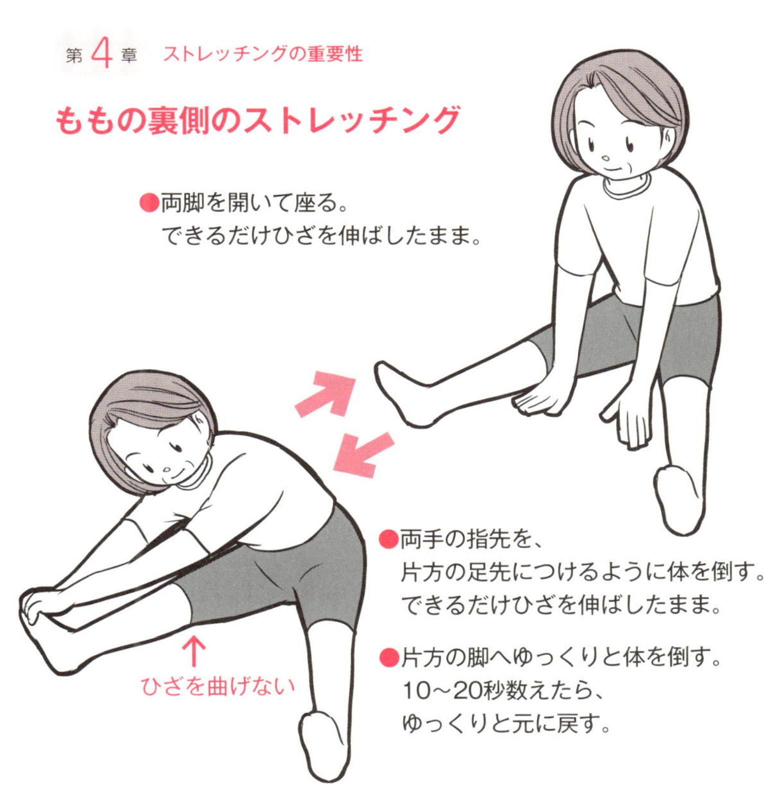

●両脚を開いて座る。
できるだけひざを伸ばしたまま。

●両手の指先を、
片方の足先につけるように体を倒す。
できるだけひざを伸ばしたまま。

●片方の脚へゆっくりと体を倒す。
10～20秒数えたら、
ゆっくりと元に戻す。

同じ動作を左右交互に最低２回以上繰り返します。

片方のひざを曲げて行う方法

両ひざを
伸ばすのが
つらい人は、
片方のひざを
曲げたままでも
行えます。

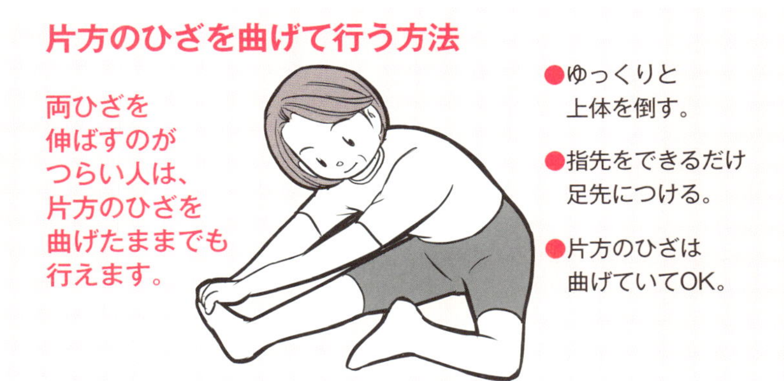

●ゆっくりと
上体を倒す。

●指先をできるだけ
足先につける。

●片方のひざは
曲げていてOK。

ストレッチング④

体幹

体の中心となる体幹のストレッチングです。

ラジオ体操の前屈（ぜんくつ）と後屈（こうくつ）運動で、臀筋（でんきん）（お尻）、太もも、腹筋に効きます。はずみをつけないで、できるだけゆっくりと行ってください。

ひざはなるべくまっすぐに伸ばしたまま、両手を床につけるように体を前屈させます。そのままの状態で10～20秒数えてから、ゆっくりと上体を起こします。

今度は両手を軽く腰にあてて、上体をできるだけうしろにそらします。痛みや無理のない範囲でそらしてください。静止したところで10～20秒数えてから元に戻します。

この前屈と後屈を、2回繰り返します。

はずみをつけやすい動きですが、ゆっくりと行うように注意してください。前屈のときは、両手を床につけるのが目的ではありません。前屈時に体のうしろの筋肉を伸ばすのが目的なので、ひざを曲げずに行ってください。

体幹のストレッチング

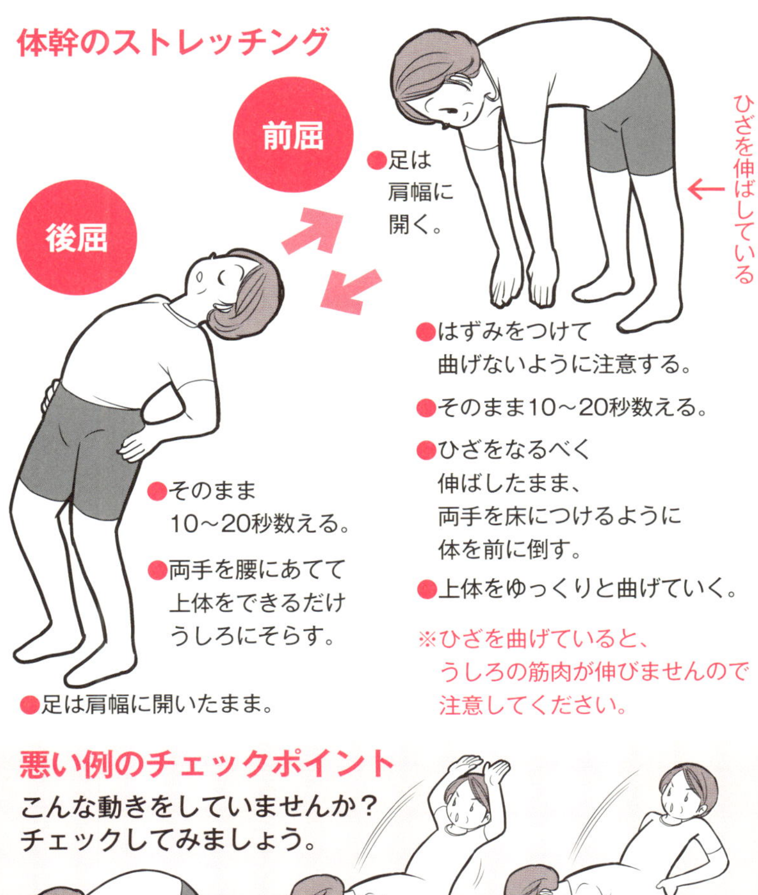

前屈

●足は肩幅に開く。

●はずみをつけて曲げないように注意する。

●そのまま10～20秒数える。

●ひざをなるべく伸ばしたまま、両手を床につけるように体を前に倒す。

●上体をゆっくりと曲げていく。

※ひざを曲げていると、うしろの筋肉が伸びませんので注意してください。

後屈

●そのまま10～20秒数える。

●両手を腰にあてて上体をできるだけうしろにそらす。

●足は肩幅に開いたまま。

悪い例のチェックポイント

こんな動きをしていませんか？チェックしてみましょう。

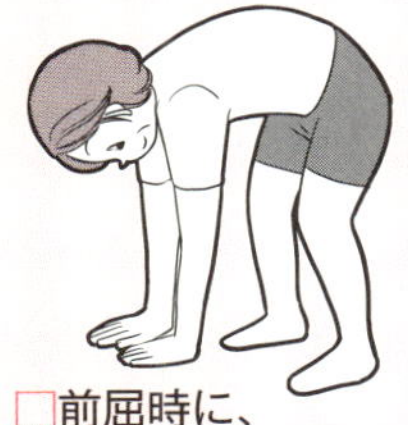

□前屈時に、ひざを曲げている

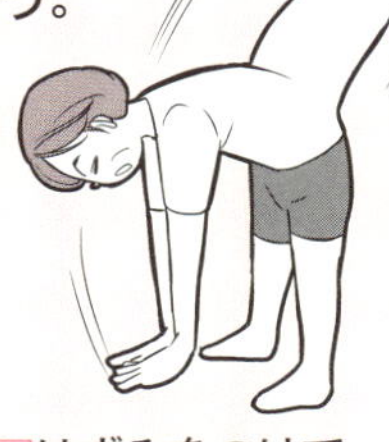

□はずみをつけて上体を曲げている

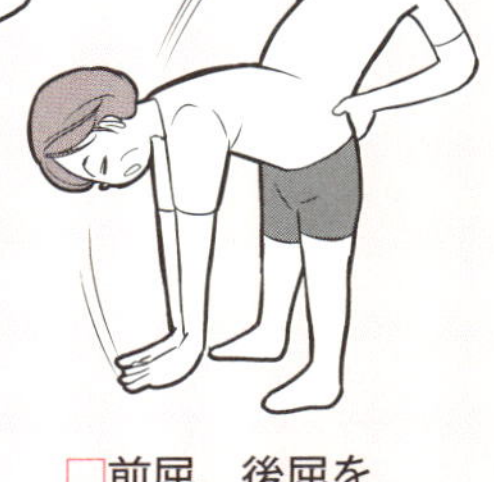

□前屈、後屈をスピーディに行っている

ストレッチング⑤ 臀筋、背筋

椅子に座って行う、臀筋（お尻）と背筋に効くストレッチングです。腰の悪い人には治療になるので試してみてください。

椅子に浅めに座り、片方のひざの下あたりに両手を組むようにあてます。反対側の足は、かかとを床につけて伸ばしたままにします。

そのままの姿勢で、背中を丸め、ひざを上体に寄せてかかえ込みます。このとき、もう片方の脚はなるべくひざを伸ばしたままにします。10～20秒数えたら、元に戻します。同じ動作を左右交互に最低2回以上繰り返します

椅子に深く腰かけて行うと、腰に負担がかかります。椅子に浅めに座るようにしてください。

ひざをかかえ込まないで前に体を倒しても、ストレッチングの効果が得られませんので注意してください。

臀筋、背筋のストレッチング

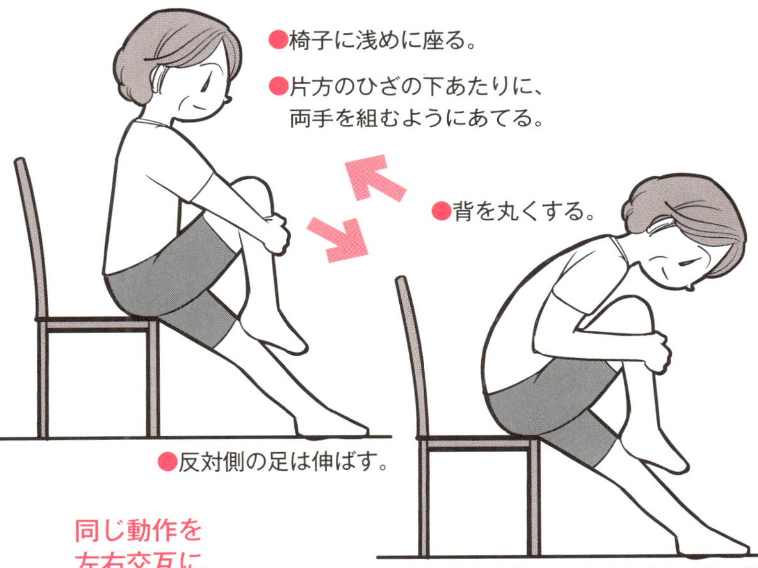

同じ動作を
左右交互に
最低2回以上
繰り返します。

●ひざを上体に寄せるように10～20秒かかえこむ。

●反対側のひざはなるべく伸ばしたまま。

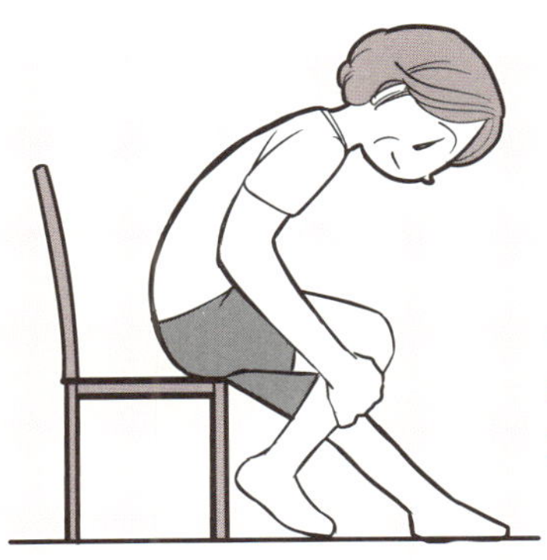

悪い例

ひざをかかえ込まない
状態では、
効果が得られません。

ストレッチング⑥

肩

上半身の肩のストレッチングです。関節を柔らかくしたり、縮こまった筋肉をほぐす効果があります。

両手を頭の上で組み、体全体を上に伸ばすように背伸びをします。このとき、手のひらは上の方に向けておきます。背伸びをしたままの状態で、10～20秒数えてゆっくりと元に戻します。

さらに体のうしろから片手で片方のひじをつかみ、つかんだ手の方向へできるだけ引っ張ります。肩の下の筋肉がピンと張っている感じがします。そのままの姿勢で10～20秒数えます。

ゆっくりと元に戻して、今度は反対側の手で同じ動作を行います。このとき、顔を下に下げたり背中を丸めたりしないように注意します。

同じ動作を左右交互に最低2回以上繰り返します。

肩のストレッチング

肩のストレッチング 1

両手を頭の上で組み、
体全体を上に伸ばすように
背伸びをする。

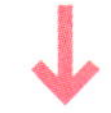

背伸びをしたままの状態で、
10～20秒数えて
ゆっくりと元に戻す。

- 手のひらは上の方に向ける。
- 体全体を上に伸ばす。
- 足は肩幅に開き、つけたまま。

肩のストレッチング 2

体のうしろから片手で
片方のひじをつかみ、
つかんだ手の方向へ
できるだけ引っ張る。
そのままの姿勢で
10～20秒数える。

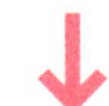

ゆっくりと元に戻して、
今度は反対側の手で
同じ動作を行う。

- 背筋をまっすぐに。

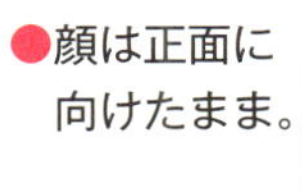

- 顔は正面に向けたまま。

ストレッチング⑦
足の甲と裏

中高年になると足がつりやすくなるのは、加齢と疲労が原因です。主にふくらはぎの筋肉がこわばり、痛みを伴って急激に収縮します。ふくらはぎ以外では、足首から指先にかけて起こる場合もあります。

よく足がつる人は、「基本　ふくらはぎ、アキレス腱（100ページ）」のストレッチングで予防対策を行いましょう。

足の甲または足の指が上側にそり返るようにつる人には、手の親指を、足の指のつけ根にあてます。裏側に引っ張るように、足の指と甲を伸ばします。

足の指が下側に曲がるようにつる人には、両手を重ねて足の指と裏にあてます。上側に引っ張るように、足の指と裏を伸ばします。

「足のつり」は、たいてい夜間に起こります。寝る前には必ずストレッチングを行うと、つらなくなります。

足の甲と裏のストレッチング

足の甲または足の指が上側にそり返るようにつる人には

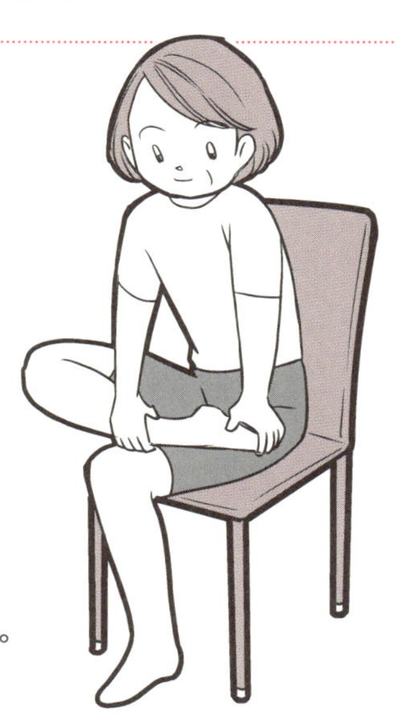

片手で足首を持つ。

片方の手の親指を、
足の指のつけ根にあてる。

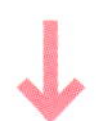

足の指を足の裏側に引っ張る
ように、指と足の甲を伸ばす。

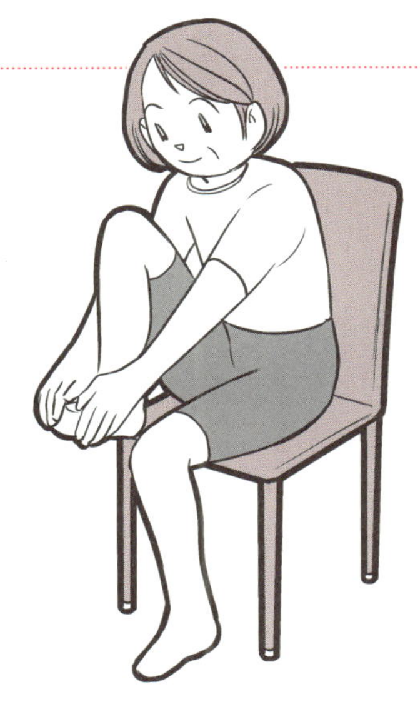

足の指が下側に曲がるようにつる人には

両手を重ねて足の裏と指にあてる。

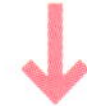

片方の手の親指を、
つった足の指の根元にあてる。

上側に引っ張るように、
足の指と裏を伸ばす。

ストレッチングの効果をさらに高めるには？

健康なひざは、まっすぐに伸ばした状態の0度から、正座のように深く曲げた場合の150～155度まで動かすことができます。これを、ひざ関節の可動域といいます。変形性ひざ関節症になると、ひざの痛みのために、無意識に曲げ伸ばしを行わなくなり、この可動域がせまくなってきます。ひざ関節の可動域を改善するためには、ストレッチングが役立ちます。特に、第1章で紹介した「ひざの曲げ、伸ばし（24～27ページ）」は、関節や筋肉が温まって柔軟になっているため、ひざの曲げ伸ばしが楽にできます。血行がよくなっている入浴時に、ストレッチングを行うことで新陳代謝をよくし、痛みを軽減する効果もあります。さらにこの章で紹介してきたストレッチングを運動の前後に行うことで、ウオーミングアップとクーリングダウンにより、運動の効果を高め、疲労回復を助けます。これら2種類のストレッチングを組みあわせることで、自然と運動しやすい体となり、よりよい循環が生まれます。

ストレッチングの効果

ひざ関節の可動域を改善するためには、
ストレッチングが効果的です。

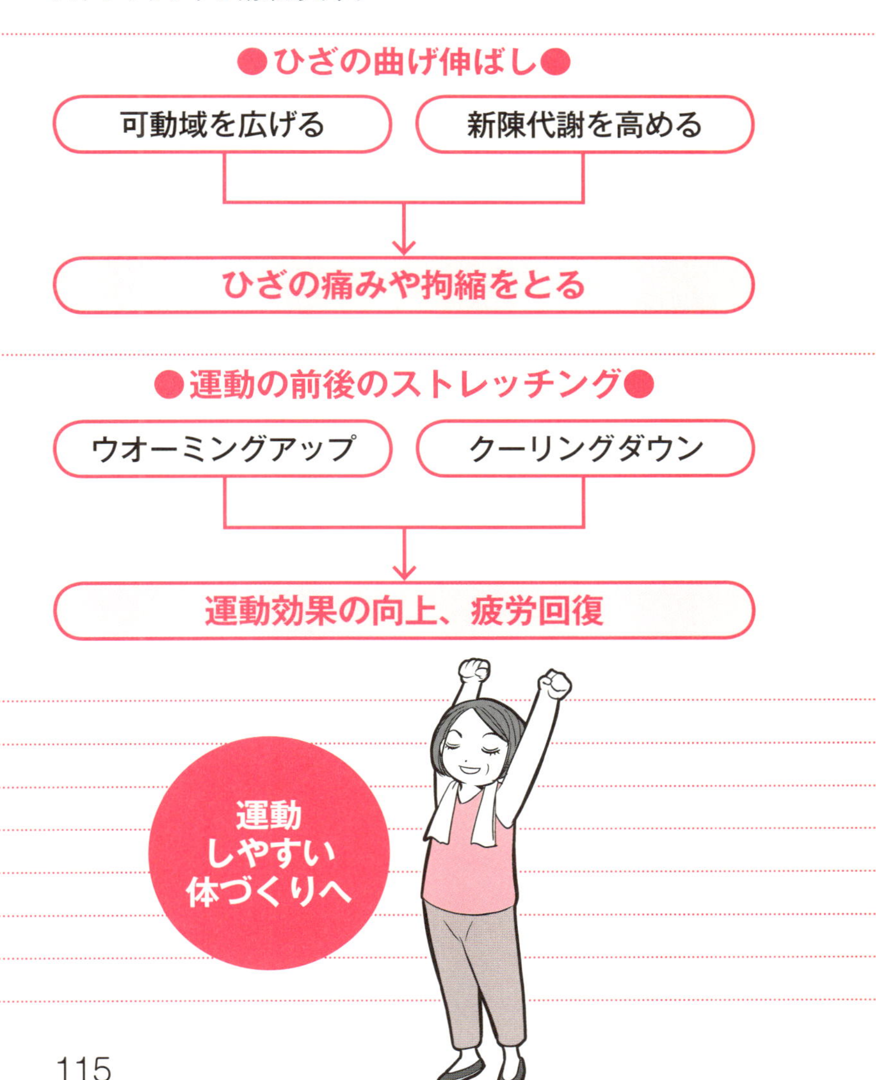

日常でひざを痛めない工夫をしましょう

ひざの痛みが消えないうちに、ウオーキングなどの運動を行うと、無意識にひざの痛みをかばって歩くため、反対側のひざや腰を痛めてしまうこともあります。痛みがあってもできる黒澤式ひざ体操を続けて、まず運動療法でひざの痛みをとり、それから入浴時や運動の前後のストレッチングを習慣化して、段階を踏んでウオーキングなどの本格的な運動を行うようにしましょう。

日常生活でもひざへの負担を軽くするために、工夫できることはあります。椅子やベッドでの生活に切り替えるのもいいでしょう。家事や外出も、活動量を増やすことにつながります。積極的に動くことが、ひざを痛めない予防策になるのです。

ふだんからひざを冷やさないようにするのも大切です。寒い日や雨の日には、ひざが痛みやすくなる傾向があります。夏場の冷房にも注意が必要です。つねにひざを冷やさないようにして、大事に守るようにしましょう。

日常生活の工夫

日常生活のすべてを、ひざの負担を軽減することや、
適切な運動につなげましょう。

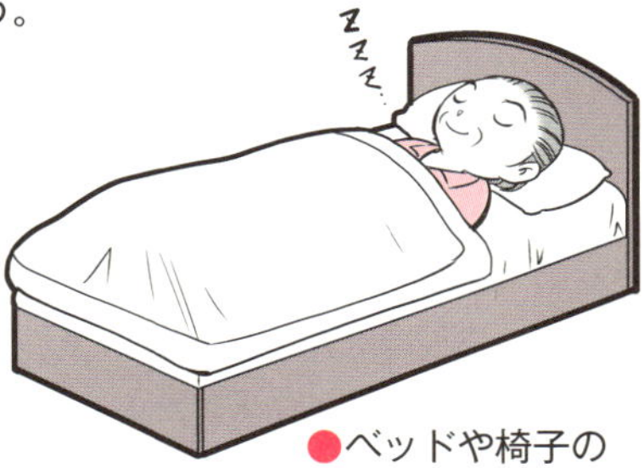

●ベッドや椅子の
生活に切り替える

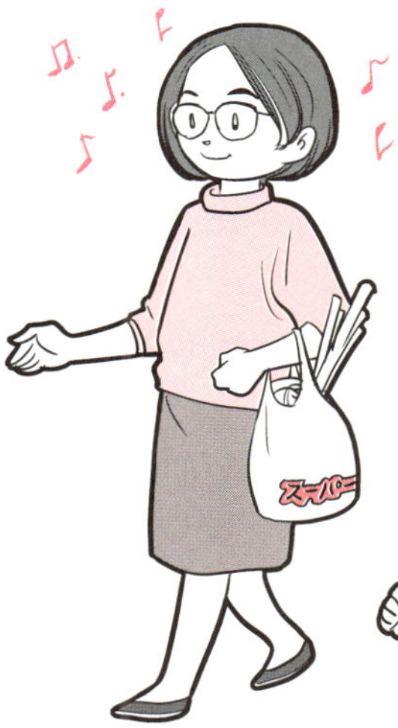

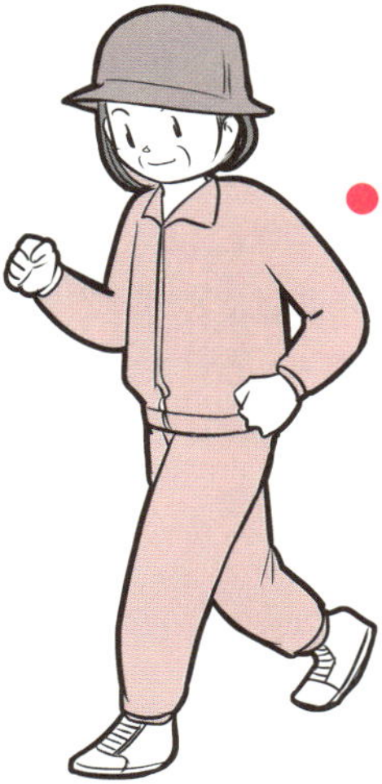

●黒澤式ひざ体操や
運動を続ける

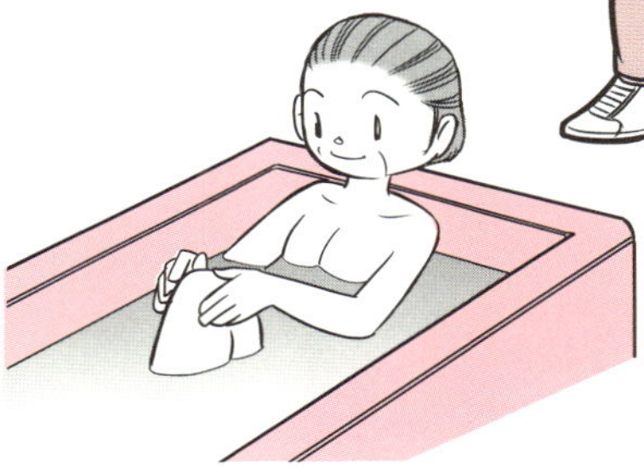

●積極的に家事や
外出を行う

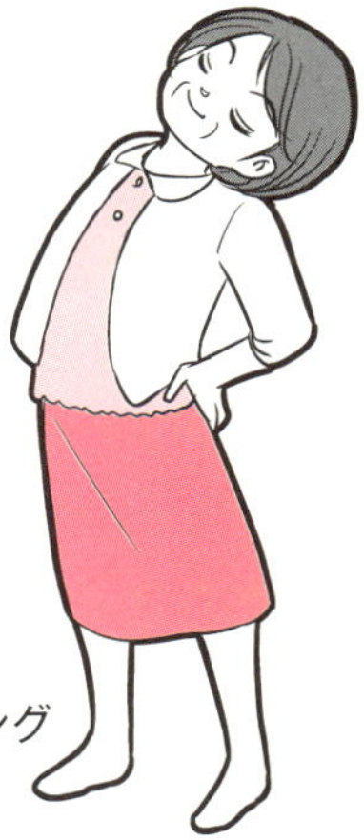

●運動前後と
入浴時の
ストレッチング

●つねにひざを温める

column 4

プールで水中運動を行う

水中での運動は、水の浮力によって関節への体重負荷が軽減されるため、一般的なリハビリテーションでも利用されています。水の抵抗があるために筋トレにもなります。水中運動は、下肢の筋肉をきたえるだけでなく、肥満解消にも効果がある有酸素運動です。地上でのウオーキングよりもひざへの負担が少なく、転んだりする心配もないので安全な運動といえるでしょう。

理学療法士やインストラクターについて、正しい水中ウオーキング方法を学びながら、大腿四頭筋などの下肢の筋肉をきたえましょう。最初は25mプールをゆっくりと15～20分程度歩いて往復するだけでもいいです。慣れてきたら、うしろ歩きや横歩きも組みあわせます。なにより水に体をゆだねることは心地よく、心身のリフレッシュ効果も期待できます。

水中での運動でも汗はかきます。水中運動をしたあとは、充分に水分補給を行うのも忘れないでください。心臓病や高血圧症などの持病のある方は、医師に相談してください。

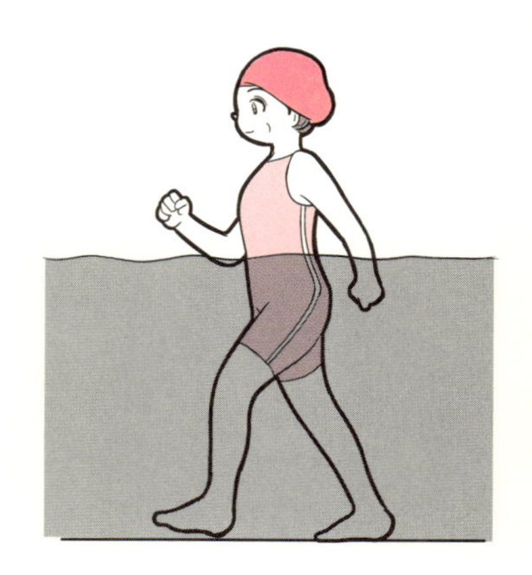

第5章

整形外科の治療と正しい利用法

いままで整形外科で受けてきた治療は
患者にとって必要なものでしょうか？
第２章「変形性ひざ関節症の治療の誤り」をもとに
整形外科での治療内容を見直してみませんか？
これからは、“自分で積極的に治療を考える”
かしこい患者になりましょう。

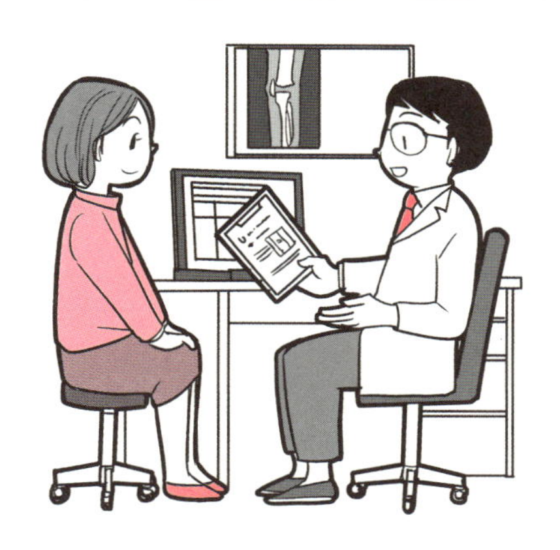

どういう医師がいい医師なのか？

変形性ひざ関節症の治療は、発症から5年、10年、と長期的に経過をみなければなりません。長くつきあう医師が、信頼できるかどうかは、治療のうえでも大事なことです。

信頼できる医師は、患者の話をよく聞いてくれる、毎回ひざの視診や触診をていねいに行ってくれる、症状や治療方法をよくわかるように説明してくれる、対症療法ではなく運動療法や生活改善のアドバイスを熱心に行っている、ほかの診察科やほかの病院の医師への紹介をいやがらない、といったポイントで判断するとよいでしょう。

患者としてよい治療を受けるために、診断結果や治療方針を都度確認し、具体的な希望を伝えてアドバイスを求めましょう。医師に遠慮して、聞きたいことが聞けない、消極的な方もいるかもしれませんが、「自分で治す」という意識で、積極的に質問してください。医師との良好な関係を構築するためには、治療に関心を持ち、自分から働きかける姿勢も忘れないでください。また、納得がいかない医師であれば、違う病院に行ってみましょう。

患者が信頼できるいい医師のポイント

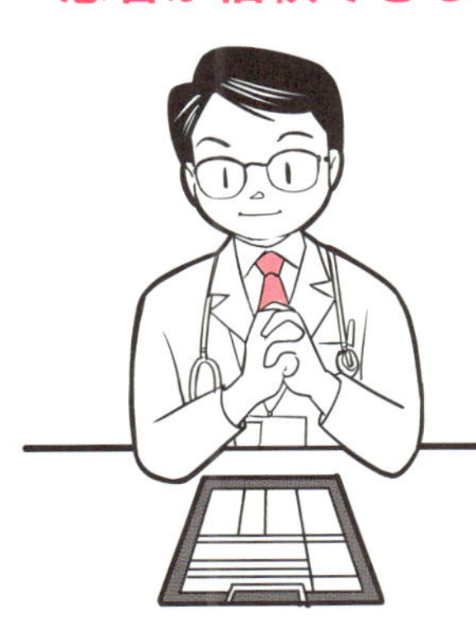

- 患者の話や意見を
しっかりと聞いてくれる。
- 毎回、ひざの視診や
触診をていねいに行う。
- 症状や治療方法をわかるように
説明してくれる。
- 運動療法や生活改善の
アドバイスを熱心に行っている。
- ほかの診察科や
ほかの病院の医師への
紹介をいやがらない。

患者が上手に受診するためのポイント

- 診断結果を確認する
  - ▶いまどの程度の
症状なのか
  - ▶今後の進行予測

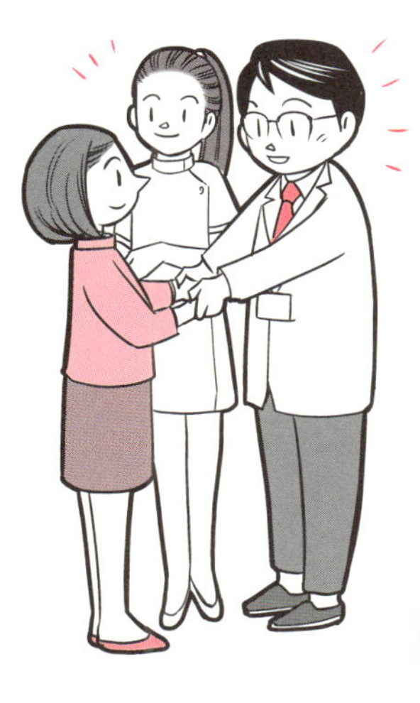

- 治療方針を確認する
  - ▶どんな治療法を行うのか
  - ▶今後の長期的な治療計画と見通し
  - ▶その治療法の効果
  - ▶治療の頻度と期間
  - ▶薬物療法や物理療法の効果と、
考えられる副作用
- 治療への具体的な希望を伝える
  - ▶今後の生活への希望
  - ▶治療方針への希望
- 医師のアドバイスを求める
  - ▶これ以上、進行させないために
自分でできること
  - ▶生活習慣の見直しの必要性

しっかり
治していく
ために
がんばろう！

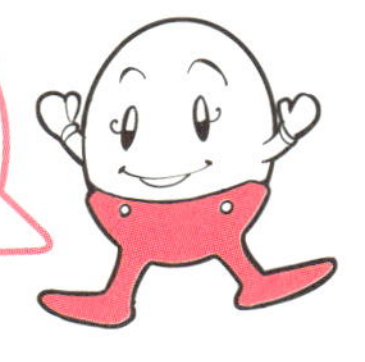

受診のタイミングと診察

変形性ひざ関節症は、ひざに痛みや違和感を感じたときが受診タイミングです。ひざを曲げ伸ばしすると痛む、正座すると痛む、ひざが腫れている、階段の上り下りで痛むなどの症状が現れたら、早めに整形外科を受診します。

ただのひざの痛みだと考えていたら、第3章「変形性ひざ関節症以外の原因（86～93ページ）」のように、ひざの痛みを発症する、ほかの重大な病気にかかっている可能性もあります。まず、整形外科で診察を受け、病名と進行度を診断してもらいましょう。正しい診断を受けることで、症状の重症化を防ぐことができます。

ひざの痛みの場合、接骨院や整体、マッサージなどの民間療法で済ませる人も多いようです。一時的な痛みどめになるかもしれませんが、根本治療にはなりません。次から次へと新しい民間療法を試すあいだに、症状がこじれるケースも少なくありません。早期に整形外科を受診し、X線検査により骨や関節の状態を知り、正しい治療をはじめましょう。

整形外科と民間療法の違い

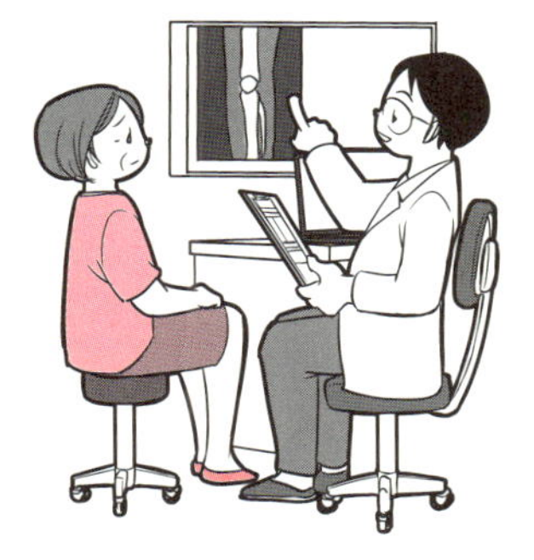

●整形外科

整形外科は運動器の疾患を扱う診療科。骨、関節、筋肉、神経系からなる運動器の機能改善を目的として治療する外科で、背骨と骨盤というからだの土台骨と、四肢を主な治療対象にしています。診察による身体所見、X線検査やＭＲＩ検査などをもとに診断し、物理療法、運動療法、薬物療法などの治療を行います。

●民間療法（鍼、灸、マッサージ、整骨、整体、カイロプラクティックなど）

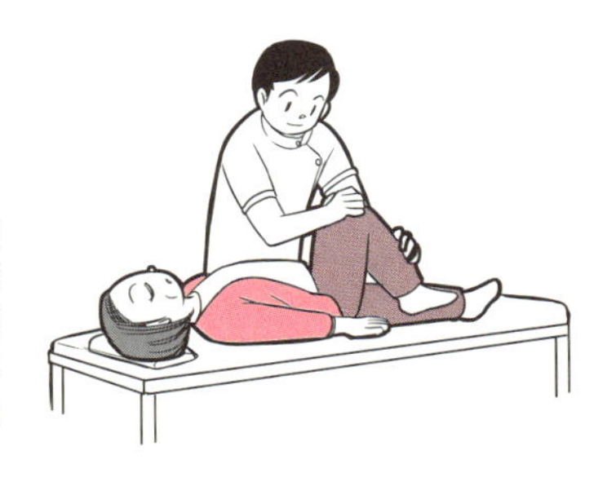

古くから伝承されてきた民間の施術や、中国漢方の知識に基づいた施術療法。健康な人が、一時的な肩こりや腰痛、筋肉痛などを和らげるために用います。一言でいえば、江戸時代までの治療法といえるかもしれません。

●民間療法は一時的に楽になるが、効果は長続きしない

民間療法は、筋肉を伸ばしたり体をほぐしたり、関節を柔軟にするために用いるならいいですが、医学をもとにした治療ではありません。しばらくは痛みが和らいで、楽になりますが、その効果は長続きしません。
鍼や灸も、温めるという意味では、一時的に効果を得られるかもしれませんが、自宅の入浴ストレッチングや温熱療法で得る効果でも同じです。自分でできる黒澤式ひざ体操やストレッチングを毎日続けていけば、無駄なお金もかかりません。整形外科での治療を見直すとともに、民間療法の一時的な効果についても、医学的な視点で見直しましょう。

まず、整形外科を受診して正しい診断を受けましょう。

どんな検査を受けるのか？

変形性ひざ関節症の基本的な検査は、整形外科の医師による問診、視診、触診、X線検査が行われます。X線検査は、立ったまま体重をかけてひざを撮影する立位X線写真により、関節の骨と骨との間を測定します。寝た姿勢でX線写真を撮るような検査は正しくありませんので、別の病院を探した方がよいでしょう。X線写真では、骨はうつりますが、軟骨はうつりません。そこで、X線写真にうつった関節の上下の骨の間隔（関節裂隙（かんせつれつげき））で、変形性ひざ関節症の進行を診断します。正常なひざの間隔は6～5㎜ほど、中期では3㎜以下にせばまります。現在ではどの病院でも、X線から関節裂隙を計測するソフトが入っており、簡単に測定できます。

ほかの原因が考えられ、くわしい検査が必要だと医師が判断した場合は、血液検査、MRI検査が行われます。変形性ひざ関節症の場合、血液検査では異常な所見は出ません。慢性関節リウマチなどの疑いがあるときは血液検査が役立ちます。

X線検査でわかる変形性ひざ関節症の進行状況

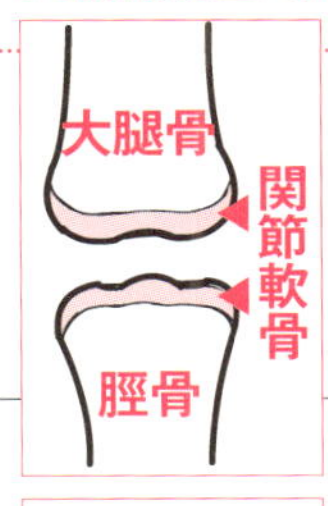

●健康な人

関節軟骨は骨と骨とのあいだで
クッションの役割をはたしている。
関節裂隙：6～5㎜

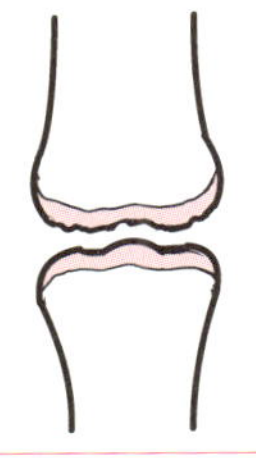

●初期

ひざへの負担が続くと、
関節軟骨の表面がけばだちはじめる。
関節裂隙：5～4㎜
（この段階ではまだ正常な状態と変わらない）

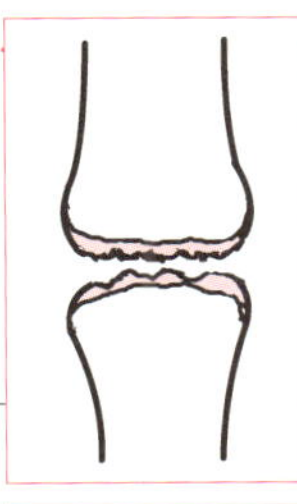

●中期

関節軟骨がすり減って、
とげのようになったり、はがれ落ちたりする。
関節裂隙：3㎜以下

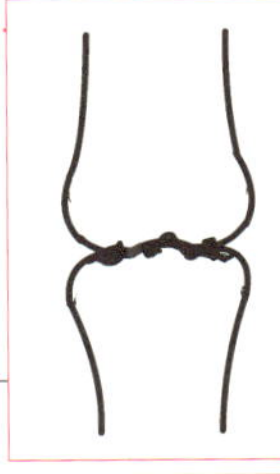

●末期

関節軟骨が完全に摩耗してなくなり、
骨と骨とが直接こすれあう。
関節裂隙：1～0㎜

X線検査は、変形性ひざ関節症の進行状況を
確認するためには欠かせません。
医療機関で定期的にチェックしてもらいましょう。

治療の基本は保存療法になります

整形外科にかかって変形性ひざ関節症と診断されたら、治療の基本は、保存療法となります。保存療法とは、具体的には、正しい運動療法を行い、痛みを軽減し、症状の根本から改善することを目的とした治療方法です。

第2章「関節症治療の国際的ガイドライン（48ページ）」で紹介したように、自宅での体操（運動療法）を学び実践することで、痛みをとり、筋肉と関節を強化して、再発防止につながります。

痛みがひどいと、痛みどめの注射や「電気をあてる」ために週に何回か通院するように指示されるかもしれませんが、これらも根本治療にはなりません。患部に「電気をあてる」のは温めることが目的なので、自宅での温熱療法や入浴で代用できます。

診断後は、自宅での体操が主となります。整形外科の受診は1～2ヶ月に1回程度。ひざの状態のチェックを行うために受診します。もし症状が急変したら受診しましょう。

医療機関での保存療法と自宅での体操

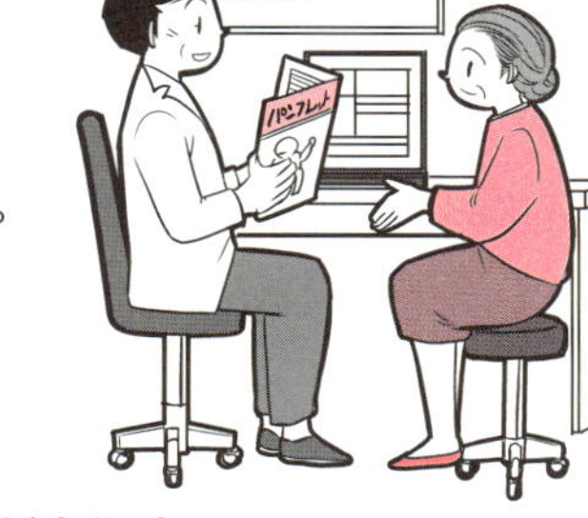

●診断

整形外科を受診。
問診、視診、触診、
X線検査などにより、
変形性ひざ関節症と診断。

●応急処置

痛みがひどいときは、
内服薬、座薬、外用薬などを処方。

●体操（運動療法）の指導 医師が正しい体操を指導

本書の黒澤式ひざ体操のように、
痛みがあってもできる体操の方法を学びます。
体操のやり方と実地指導をしてもらい、
体操方法を説明したパンフレットをもらいましょう。
体操はトレーニングではありません。
痛みを和らげる、痛みをなくす治療法です。

●自宅で体操（運動療法）

黒澤式ひざ体操やストレッチングを毎日行います。
ひざに熱や腫れがあれば、自宅で冷やす＆温める療法。

●1～2ヶ月に1回程度受診

ときどき受診してひざの状態をチェック。
その後も毎日体操とストレッチングを行います。
痛みが治まっても、黒澤式ひざ体操は続けます。

治療の基本を知り、整形外科とうまくつきあう方法

「治療の基本は保存療法（126ページ）」で、医療機関での保存療法の基本と流れは理解できたと思います。整形外科で診断を受け、いい医師と出会うことができたら、定期的な通院をしながら、自宅での体操を中心とした運動治療を自分で行うことをメインにします。

医師とは、5年後、10年後の長期的な見通しの治療計画を話し合い、数ヶ月ごとの定期的なチェックとアドバイスを受けながら、自分でできる体操をこつこつ毎日続けます。

もし医師が、週に数回、物理療法を受けるための通院を執拗にすすめたり、自宅での運動療法をよく思わないようであれば、自宅での体操を中心にした運動療法を、自分でやっていきたいとはっきりと伝えましょう。いい医師であれば、患者の意思を理解して受け入れてくれるはずです。聞き入れてもらえないようならば、ほかの整形外科を探しましょう。とはいえ、定期的な整形外科への受診は、医学的な診断とひざの状態チェックのために欠かせません。

整形外科とは、つかずはなれずのいい関係を保つ

自分で行う体操（運動療法）で、
ひざの痛みをとりながら治療していても、
ときに痛みがぶり返すことがあります。
そのときには、かかりつけの整形外科で、
なにが原因だったのか探ってもらいましょう。
必要ならば、物理的治療を受けます。
決して自己判断で運動療法を行ってはいけません。
信頼できる医師のアドバイスのもと、
整形外科とは、つかずはなれず、
いい関係を保ちながら治療してください。

○◇病院
定期的に通院して、ひざの状態をチェック
信頼できる医師と、なんでも相談できる関係づくりを

医師に頼りっぱなしじゃなく、自分で治す気持ちが大切だよ

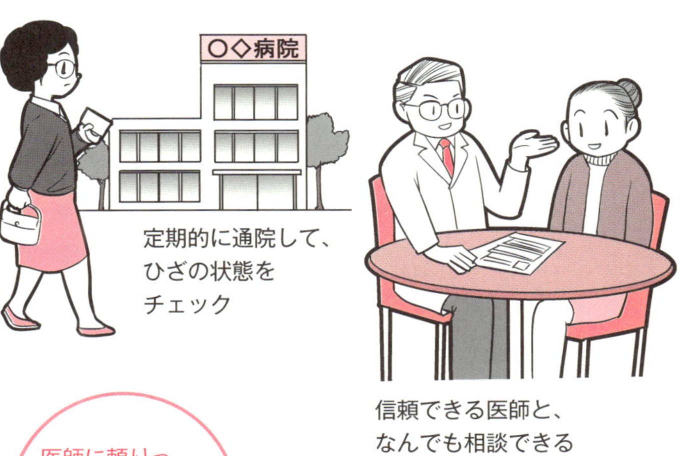

痛みを和らげる薬物療法
薬物の種類（内服薬、外用薬、座薬、注射薬）

整形外科では、痛みがひどいときに和らげる抗炎症鎮痛薬が処方されます。主な抗炎症鎮痛薬には、内服薬（飲み薬）、外用薬（塗り薬、湿布薬など）、座薬、まれに注射薬などがあります。

第2章「現行治療の誤り（40〜44ページ）」で説明したように、それぞれにメリット、デメリットがありますので、痛みの程度にあわせて、薬を使い分けるとよいでしょう。

ひどい痛みのときには飲み薬を使って抑えますが、胃腸障害などの副作用があるので、少し痛みが落ち着いてきたら塗り薬にするなど、痛みの状態にあわせた切り替えも大切です。処方薬の副作用についても医師に確認し、痛みの程度と相談して薬の種類を使い分けてもらいます。欧米では、日本のように毎日飲む痛みどめの薬を処方することはほとんどありません。日本だけの悪習です。それよりも、運動療法を行って、痛みを根本から解消できるようにしましょう。

痛みが強いときに

痛みがひどいときに処方される抗炎症鎮痛薬は、
適切に使い分け、痛みがあってもできる
黒澤式ひざ体操をあわせて行って、
痛みの軽減につとめましょう。

飲み薬

ひざが
ひどく痛むときに
用いる

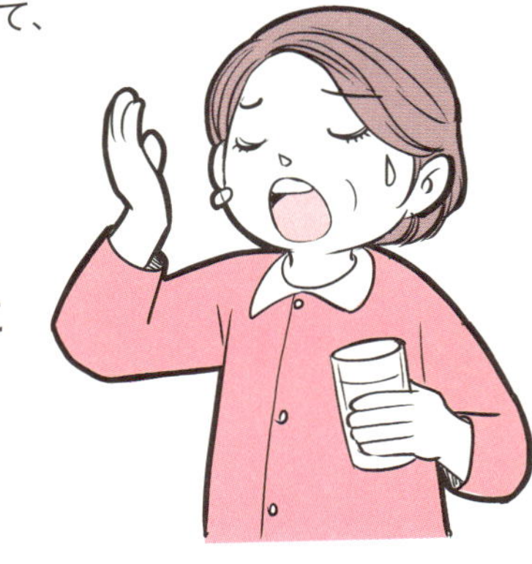

塗り薬

痛みが
少し落ち着いてきたら
用いる

体操

痛みがあってもできる
黒澤式ひざ体操を
あわせて行う

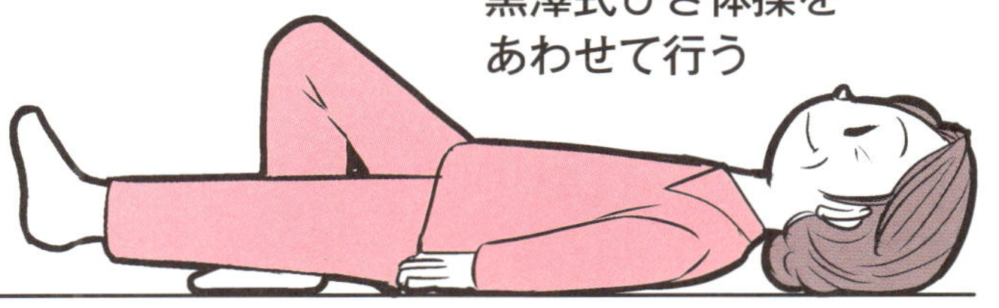

痛みを和らげる物理療法
注射、電気、レーザー

整形外科で、ひざが痛むときの物理療法は、関節注射、電気（超音波）治療、レーザー（温熱）治療などの方法です。

関節注射は、「一時的に痛みを軽減するヒアルロン酸関節注射はしない！（134ページ）」で説明するとおり、行わないようにしてください。電気治療は、超音波を患部にあてて温め、組織を振動させて細胞の活性化をはかります。

電気治療もレーザー治療も、温めて痛みを和らげる原理なので、風呂でひざを温めたり、自宅でホットパックを使ったりすることと本質的には変わりません。

整形外科での治療は、注射、電気、レーザーが代表的ですが、実は自宅でも同じ原理の治療が可能です。これまで何度もいってきましたが、これら物理療法を受けるために、毎週通院する時間とお金を考えれば、自宅で冷やしたり温めたりした方が、時間とお金の無駄が省けます。

医療機関での物理療法

物理療法には、電気（超音波）治療、
レーザー（温熱）治療などの方法があります。
しかしこれらの療法によって得られる効果は、
自宅での「冷やす、温める」療法と同じです。

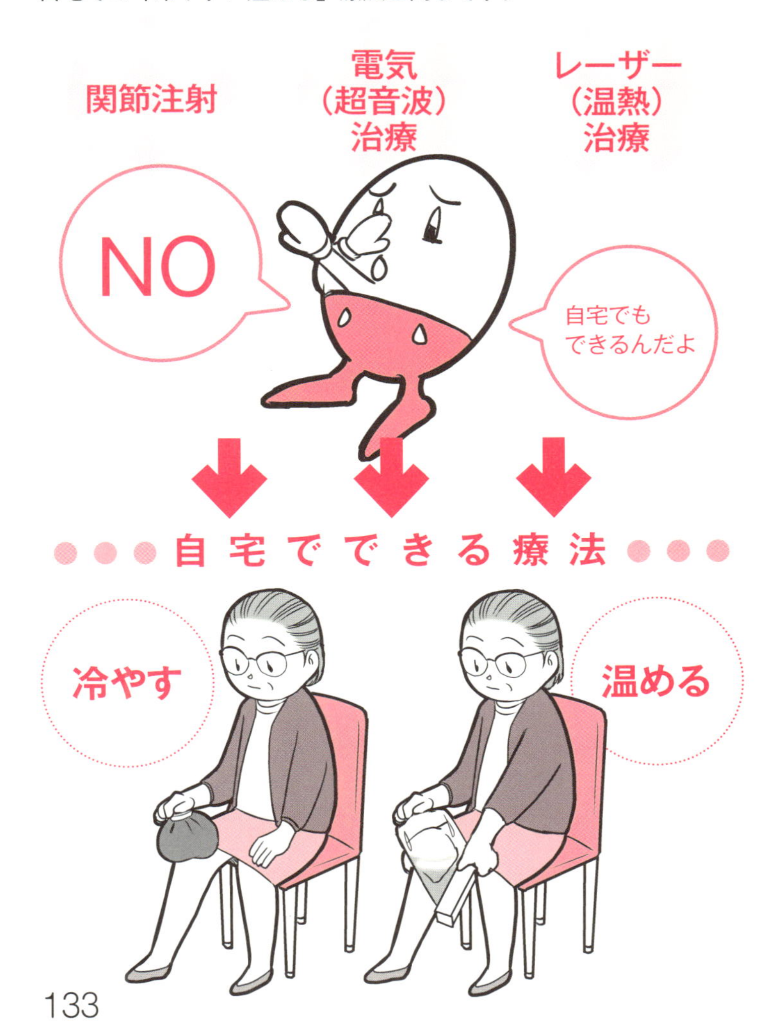

一時的に痛みを軽減するヒアルロン酸関節注射はしない！

第2章「もうやめた方がいい、ヒアルロン酸関節注射（42ページ）」でも紹介しましたが、整形外科の定番となっているヒアルロン酸の関節注射は、国際的なガイドラインの評価では、運動療法に比べれば非常に低いものとなっています。

ヒアルロン酸には、炎症を抑える効果が含まれており、それが一時的な痛みどめ効果となっています。よくいわれているような、軟骨の保護作用としての効果については確証がありません。

ヒアルロン酸関節注射の注射薬は、保険点数が高く、そのために日本では積極的に使用される傾向があります。

一時的に痛みをとるだけの対症療法にしかすぎないヒアルロン酸関節注射は、医師にすすめられても、しない方がいいでしょう。注射以上に痛みをとる運動療法を継続して、関節や筋肉を強化することに専念しましょう。

注射によって軟骨のかすを吸い取る関節洗浄法

ヒアルロン酸注射以外に、
生理食塩水を注射器で関節に注入し、
ひざのなかの軟骨のかすを吸い取る、
関節洗浄法という
注射療法があります。
これは、削られた軟骨のかすが、
関節内で刺激する痛みを抑えます。
しかし、これも一時的な
痛みどめの効果はありますが、
長続きしません。

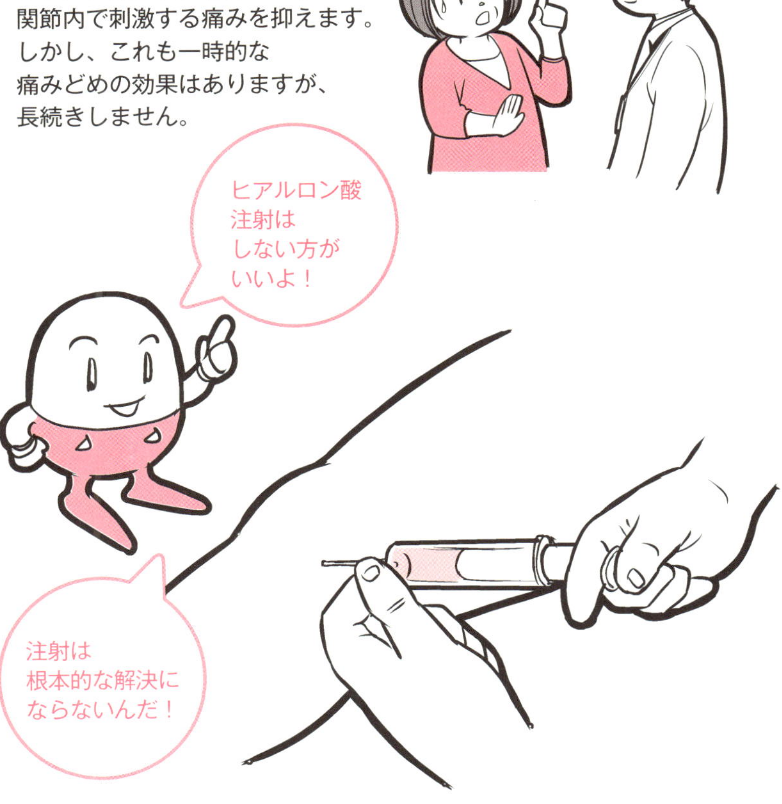

手術療法のメリット、デメリット

変形性ひざ関節症の治療は、あくまで運動療法が基本です。ほとんどの方は、この運動療法を続けることで、痛みがとれ、ふつうの生活が送れるようになります。しかし、一部には、運動療法を続けてもよくならず、末期の状態に陥っている方がいます。

関節軟骨が完全にすり切れてしまった変形性ひざ関節症の末期状態になると、自宅で運動療法を続けていても痛みがとれず、あまり歩けなくなり、ひどいO脚変形になり、外出ができず、日常生活自体がむずかしくなります。このような状態の場合には、手術を検討します。手術はほとんど人工関節手術です。手術をしたほとんどの人が、それまでのつらい痛みから解放されて、明るくすごせるようになったと答えています。手術をするかどうかは、本人の希望次第です。しかし、各手術にはメリットとデメリットがあります。その点をしっかりと理解したうえで、医師と相談して決定する必要があります。

ただし、関節鏡手術はおすすめしません。

手術をすすめられるのはこんな状態の人

変形性ひざ関節症が末期になり、
関節軟骨がほとんどなくなってしまった状態の方には、
手術という選択肢が残されています。

変形性ひざ関節症が末期状態

- 自宅での運動療法では痛みがとれない
- あまり歩けない
- ひどいO脚変形になっている
- ほとんど外出ができない

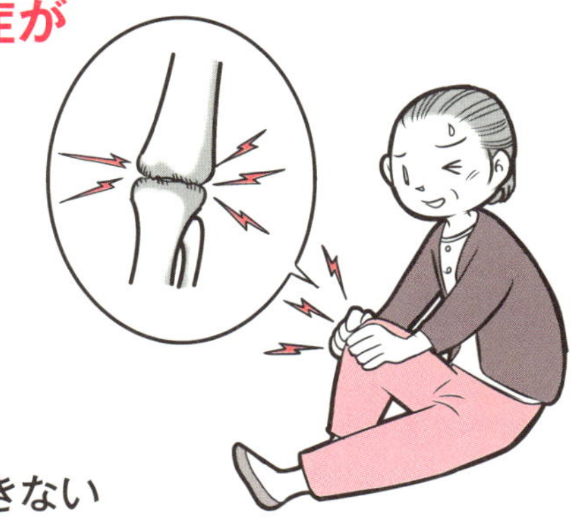

関節鏡手術はひざ関節症を一層進行させる

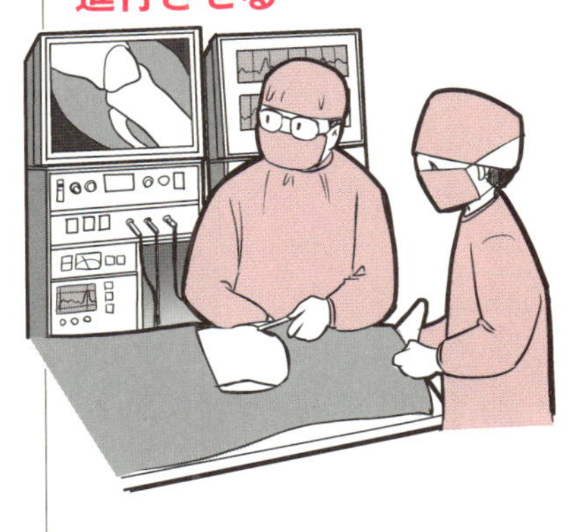

関節鏡手術は、ひざ関節のなかに関節鏡を入れて内部をモニターしながら、半月板を切除したり、軟骨のかけらを取り除いたり、骨のとげを削ったりします。大がかりな手術ではないため、体への負担は少ないですが、効果は一時的です。逆に、変形性ひざ関節症を進行させるため、関節鏡手術はおすすめしません。

人工ひざ関節置換手術

変形性ひざ関節症の病状が進み、関節軟骨がほとんどすり減ってしまった場合の標準的な手術は、人工ひざ関節置換(ちかん)手術です。

ひざ関節の上下の骨を削り、金属と強化プラスチックで構成された人工ひざ関節をはめこむ手術です。この手術により、O脚の変形もとれてまっすぐなひざになります。入院期間も短く(3週間前後)、手術後1週間ほどで歩きはじめることができます。

手術後は、ひざ関節の痛みはまったくなくなります。しかし、深くひざを曲げる正座などはできなくなり、山登りなどの負担がかかる活動は避けなければなりません。

術後は、まれに合併症や感染症の心配があります。感染すると、せっかく入れた人工ひざ関節を抜かなければいけなくなります。

また、手術後10〜15年以上すると人工ひざ関節がゆるんでくるため、3〜5%の人は人工ひざ関節の交換を行うために再手術します。

人工ひざ関節

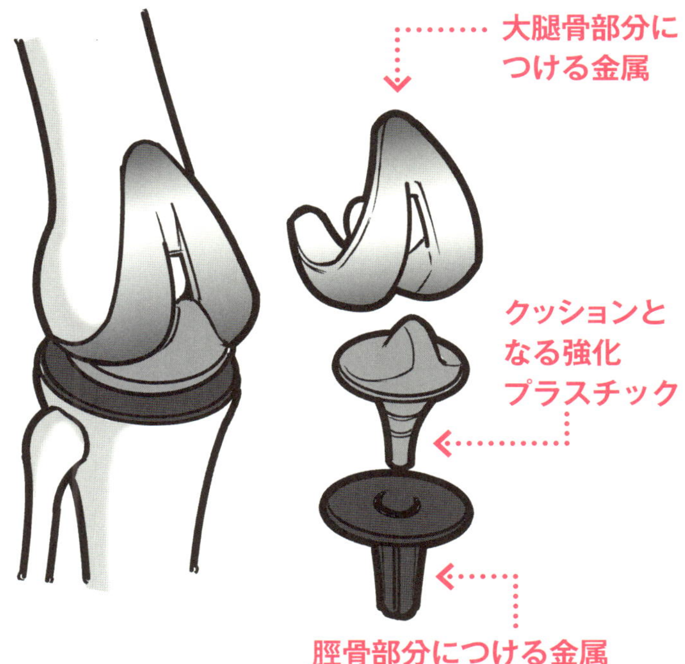

正座など、ひざを深く曲げられなくなる

人工関節にすると、ひざの可動域がせまくなります。健康なひざは、まっすぐに伸ばした状態の0度から、正座のように深く曲げた場合の150～155度まで動きますが、人工関節の場合は、直角から少し曲がった120度までしか動かないため、正座はできません。また、山登り、マラソンやジョギングなどのひざに負担がかかる運動は避けなければいけません。

高位脛骨骨切り術

変形性ひざ関節症の末期には、関節軟骨の内側がすり減って、極端なO脚変形になって、歩くのも困難になります。

高位脛骨骨切り術は、そのバランスをとるために、ひざ関節の下の脛骨の外側を切って軽いX脚にして、体重が均等にかかるようにします。

手術後は痛みもなくなり、ひざの曲がり方も人工関節とは違って、手術前と同じくらいに曲がります。

入院は1ヶ月くらいですが、切った骨がしっかりとくっつくまで、3〜4ヶ月くらいの時間がかかります。まれに、手術後、足の指に軽いしびれが現れることがあります。

術後には、つえなしで自由に歩けるようになり、山登りや畑仕事といった負荷の高い動作も行えるようになります。

しかし10年以上経過すると、痛みが再発する傾向があります。

高位脛骨骨切り術の内容

高位脛骨骨切り術は、ひざ関節の下の脛骨の外側を切って軽いX脚にして、体重が均等にかかるようにする手術です。

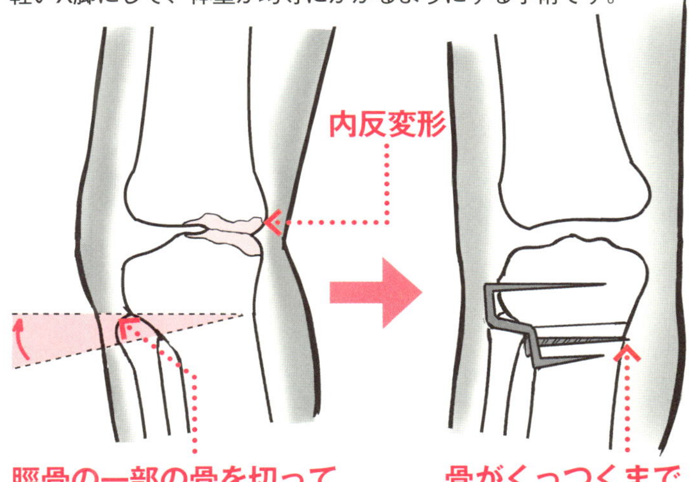

●O脚がまっすぐに戻る

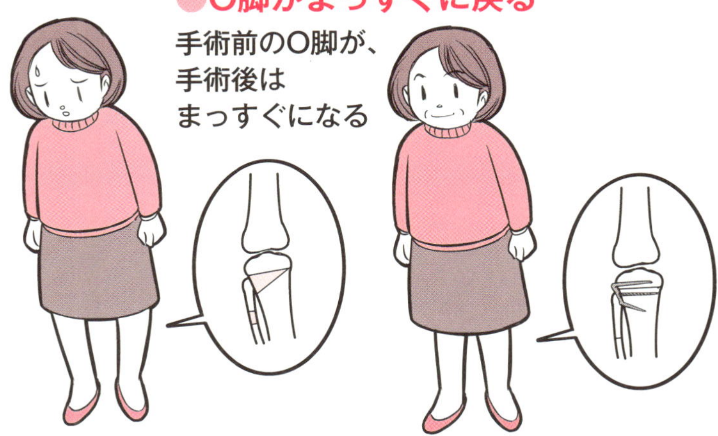

最新研究結果によると半月板の手術に効果はない！

ひざの痛みを調べるためのMRI検査により、半月板が傷ついたり、割れたりしている半月板損傷がみつかる場合があります（90ページ参照）。半月板は、関節の上下の骨のあいだにあり、ひざにかかる負担をクッションのように受け止めている軟骨です。

半月板が損傷している場合、医師から手術をすすめられることがありますが、変形性ひざ関節症の場合には、半月板の手術はしないでください。60歳以上の人のひざ関節を調べた研究（※1）では、加齢によって半月板損傷はふつうに起こる現象であり、ひざの痛みには関係していないことがわかっています。

内視鏡で変形性ひざ関節症の患者に半月板手術を施した人の研究結果（※2）では、手術をしたからといってひざの痛みは軽くならず、手術後に関節軟骨のすり減りが加速して症状が進んでしまうことがわかっています。半月板は、損傷していてもひざの機能に役立っています。手術はしないでください。

※1 Englund M, et al. :N Engl J Med 359: 1108-15,2008
※2 Kirkley A, et al. :N Engl J Med 359: 1097-107,2008

半月板の構造

半月板は、関節の上下の骨のあいだにあり、
ひざにかかる負担をクッションのように
受け止めている軟骨の部分です。損傷していても、
ひざの機能に役立っています。

● 下の骨（脛骨）の関節面を上から見たところ ●

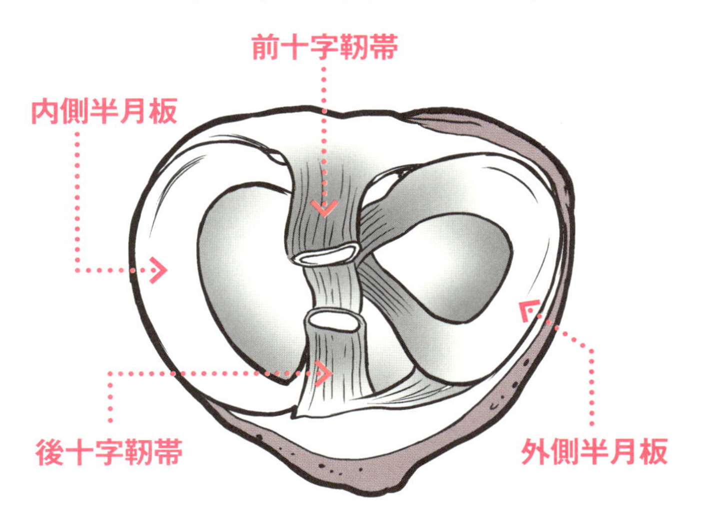

加齢によって表面に、しわ、変形、亀裂などが起こる。

医師から「半月板が割れているから手術でとろう」とすすめられても断りましょう。

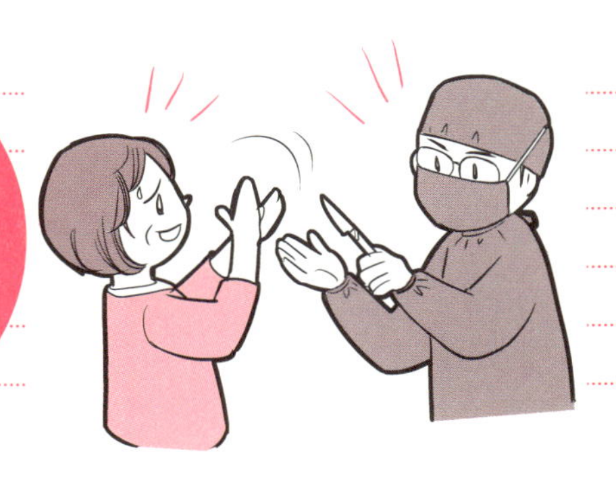

痛みを軽減し歩行を助ける自助具による補助療法

サポーター、ブレース

　自宅での運動療法や温める療法とあわせて、サポーターなどの自助具を活用した補助療法を行うと、歩きやすくしてくなるかもしれません。

　ひざのサポーターは、ひざ関節を常に温めて、痛みを軽減し、日常の動きを楽にしてくれます。変形性ひざ関節症のためのサポーターには、左右のサイドに金属のワイヤーが入って支えるもの、カイロが入れられるものなど、市販品でいろいろな種類があります。ひざ関節をしっかり保温することを主目的に選んでください。

　変形性ひざ関節症の症状が進んでくると、O脚の変形がひどくなり、ひざへの負担も大きくなります。サポーターでひざを温めることで、日常の動きは楽になりますが、O脚をもっとしっかり補正したい人には、矯正用のブレースという自助具もあります。しかし、頑丈な分だけ重く、動きづらくなるというマイナス点があり、通常長くつけていられません。こちらは医師による処方が必要です。

サポーターやブレースなどの自助具の効果

サポーターやブレースなどの自助具を活用した補助療法は、
自宅での運動療法や温める療法とあわせて行います。

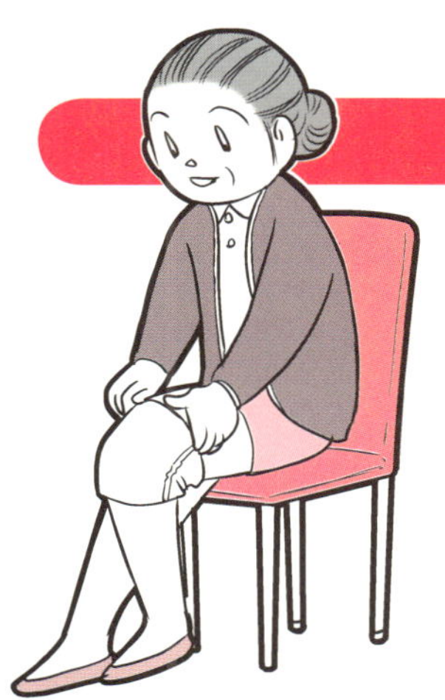

サポーター

やわらかい素材で
ひざを保温することが
目的です。

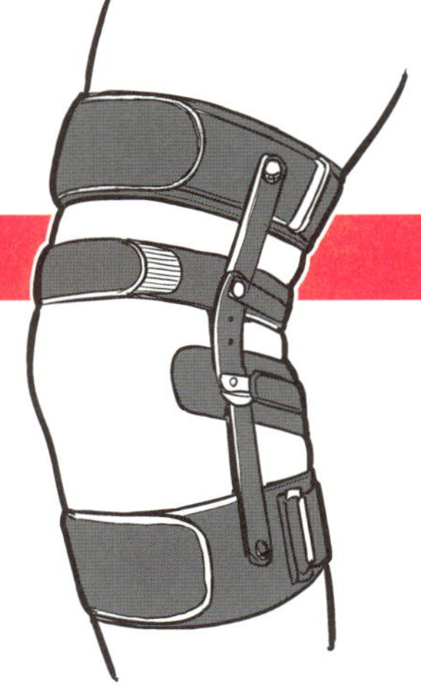

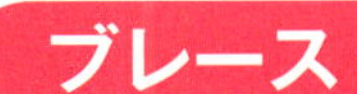

ブレース

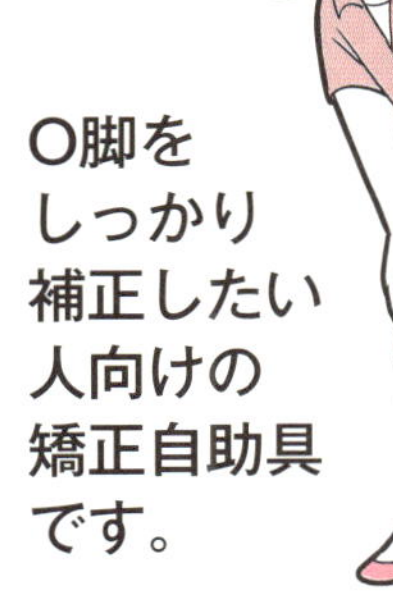

O脚を
しっかり
補正したい
人向けの
矯正自助具
です。

O脚矯正のための自助具。
強化プラスチック製の
頑丈なつくりと
なっています。

痛みを軽減し歩行を助ける自助具による補助療法

足底板（そくていばん）

足底板は、足が地に着く角度を変えることでひざ関節の内側の負担を軽減する自助具です。外側が高くなっていて内側が低くなっており、ひざへの体重のかかり方が変わって、痛みが軽くなります。

足に直接つける室内用の足底板と、外出時に靴の中に入れる中敷きタイプの足底板があります。

家の中と外、その都度装着しないといけないというめんどうさがありますが、ひざの痛みが軽くなり歩きやすくなるという利点があります。

ただし、下肢の角度を矯正するものではないので、ひざの変形が悪化した末期に装着しても効果はありません。初期から中期の患者向けの自助具となります

足底板は、内側の関節軟骨の減り具合にあわせて厚みを調整しなければいけないため、医師の処方が必要となります。整形外科で、個々の患者にあわせて作製してくれます。

足底板の構造と効果

足底板は、外側が高くなっていて内側が低くなった構造で、
ひざへの体重のかかり方を和らげます。

足底板による構造

関節軟骨の
減り具合にあわせて
足底板の厚みを調整する。

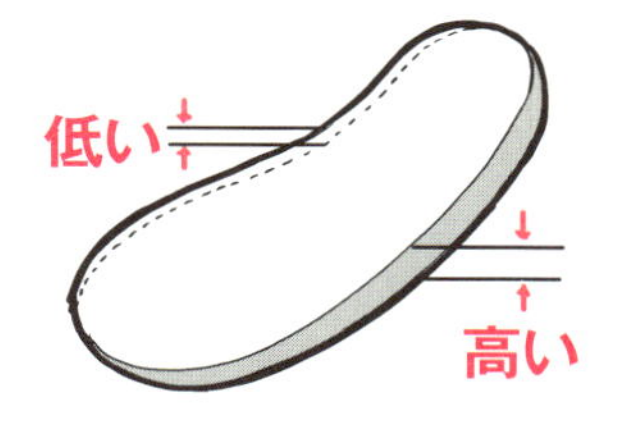

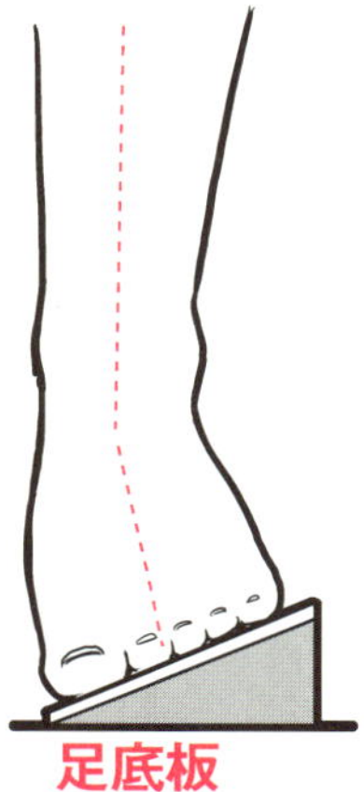

体重

外側に傾く
O脚を矯正

O脚
（右脚）

体重

足底板
（右脚）

足底板による効果

ひざの内側が痛むO脚を、
足底板によって
矯正して、
痛みを軽くする
効果があります。

初期から
中期の
患者さん
向けだよ！

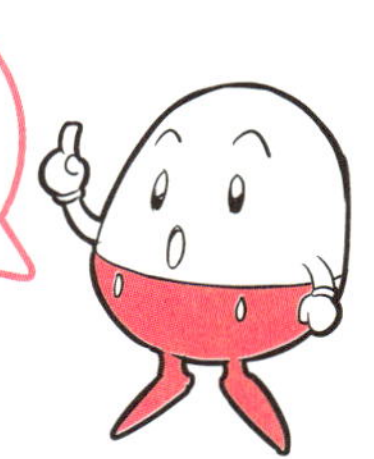

痛みを軽減し歩行を助ける自助具による補助療法

つえ、キャリー

つえやキャリーは、ひざにかかる体重を分散できるため、歩くのが確実に楽になります。つえは、腕を支えるタイプのものを選びましょう。整形外科で処方してもらうものも、市販のものもあります。市販のつえは、デザインが豊富です。

歩き方は、ひざの痛みがない方の手でつえを持ちます。つえを前に出すと同時に、痛い方の脚を出します。つえで体重を支えながら、痛みのない方の脚を前に出し、というように交互にゆっくりと歩きます。

キャリーは、買いものなどで荷物をはこぶときに使います。両手でしっかりとハンドルを握り、前かがみにならないように、姿勢よく押します。

つえやキャリーは、補助的な自助具として活用してください。ウオーキングなどの運動療法でも、つえやキャリーが必要な方は、自助具としてそのまま使います。自助具を使ってでも、積極的に歩いた方が、行動範囲も広くなります。自分の足で歩くことが大切です。

つえとキャリーの使い方

自助具としてのつえとキャリーは、
使い方に注意して、効果的に取り入れましょう。

つえの使い方の注意

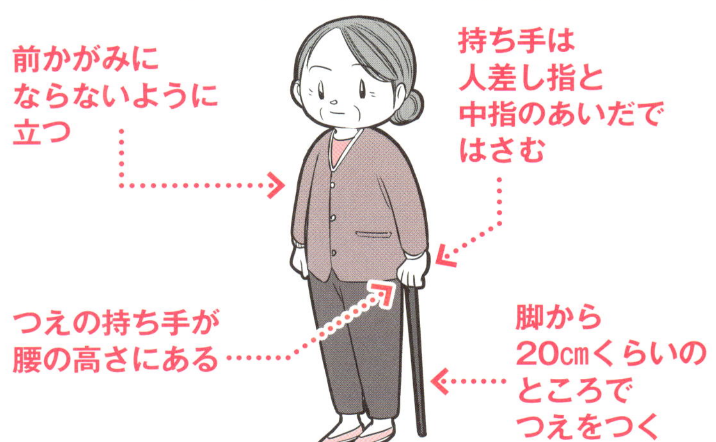

キャリーの使い方の注意

姿勢はまっすぐ
前かがみに
ならない高さに
持ち手が
くるように
キャリーに
よりかからない
ように歩く
歩くとき
キャリーに
足が
ぶつからない

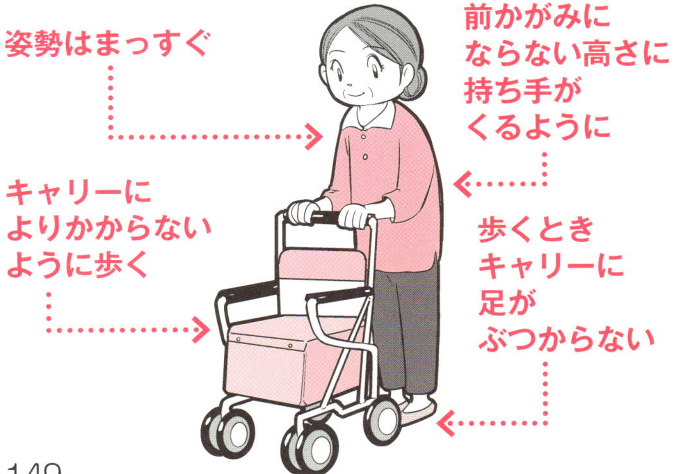

受診、検査後は、自分で運動療法を！

本章では整形外科での治療をひととおり紹介してきました。いまもあたりまえのように行われている治療や手術でさえ、最新の研究では効果のないことがわかってきました。医学の世界では、年々、研究による見直しが行われています。最新の情報や知見を学んで、今後の自分の治療に役立てるのは大切です。私が40年以上前から提唱してきた運動療法が、ひざの痛みをなくし、つよい関節と筋肉をつくりだすことも、ようやく研究面でも立証され、世界的にも認められてきました。

ひざ痛で悩むあなた自身も、整形外科での受診と検査が済んだら、さっそく自分で治療をはじめていきましょう。第1章の黒澤式ひざ体操による運動療法を中心に、痛みを抑えるために家庭で行える物理療法や、整形外科で処方された薬物療法の3つを組みあわせ、自助治療を自宅で進めていくのです。〝自分で積極的に治療を考える〟かしこい患者として、うまくひざの痛みとつきあっていきましょう。

変形性ひざ関節症治療の流れ

自助治療（ホームエクサイズ）

● 運動療法 ●

第１章の黒澤式ひざ体操を行います。
自分で行う重要な治療法です。

● 減量 ●

適度な運動と食事療法で、ひざに負担をかけない
適正体重を維持します。

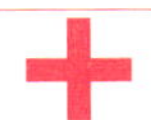

● 物理療法 ●

痛みを温めて和らげます。
熱や腫れには、冷やしてから温めます。

● 薬物療法 ●

処方された抗炎症鎮痛薬をうまく使って、
激しい痛みを抑えます。

● 補助的な療法 ●

自助具（サポーター、
ブレース、足底板、
つえ、キャリーなど）を
必要に応じて
取り入れます。

● 手術の検討 ●

自助治療を続けても
効果がなく、
末期の症状にまで
変形が進んだ場合に
検討します。

column 5

再生医療の未来について

ｉＰＳ細胞の話題がマスコミで取りざたされています。再生医療への期待から、近い将来にはひざの軟骨関節を再生できるようになるのではと期待する人々も多いことでしょう。

じっさい､関節軟骨の残っている部分から細胞を培養して、軟骨の小さな欠損に移植するという手術もできるようになってきました。ただ、それは主に若者がけがをしたときの、小さな関節軟骨の部分の移植に限られたことです。

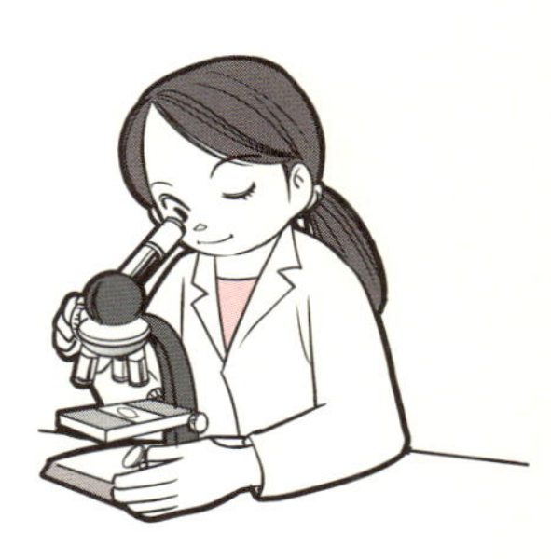

変形性ひざ関節症の場合、関節の幅広い部分がすり減っているうえに、患者は50歳以上の高齢者のため、細胞培養もうまくいかず、移植手術はむずかしいでしょう。

再生医療の研究ははじまったばかりです。これから、すり減った関節軟骨そのものが再生できる可能性もあるかもしれません。しかし優先順位としては、大切な内臓器官の再生医療研究の方が優先されるはずです。

いつか遠い未来に、関節軟膏が再生できることを願って待つしかありません。

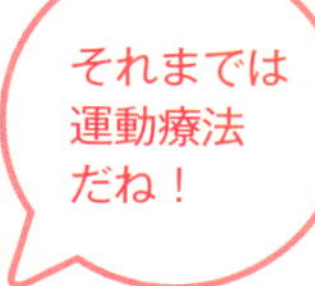

第6章

元気なひざで
100歳まで歩こう

ひざの痛みがよくなったら
ウオーキングやダイエットにチャレンジ！
毎日、楽しく、元気に、
１００歳までずっと自分の足で
歩けることをめざしましょう。

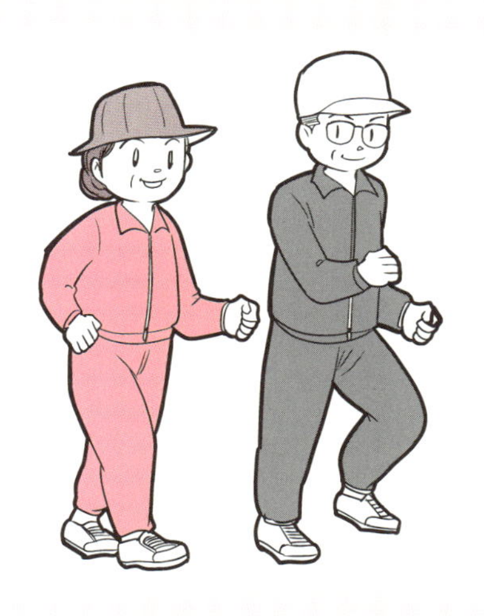

歩行はひざ、腰の痛みを改善する運動

歩行の効果はすごいのです！

ひざの痛みがなくなったら、外へ出て歩きましょう。

歩いてひざを動かすことで、関節も筋肉もつよく元気になっていきます。

ひざが痛いからといって、安静にしているあいだに、よわっていた全身の筋肉や体力も、歩くことで回復します。

ウオーキングは、全身の筋肉を使う運動です。適度な量のウオーキングを行うことで、ひざや腰の痛みもとれ、関節が元気になってきます。変形性ひざ関節症になると、動かさない→痛みが悪化する→寝たきりという悪循環に陥りがちです。しかし、自助療法によって、痛みがなくなる→さらに運動が楽しめる→健康長寿というよい循環にかわっていきます。

ＱＯＬ（※）は「生活の質」という意味で、よい循環にかえていけば、ＱＯＬの高い豊かな人生が待っています。１００歳まで健康に、自分の足で歩けるように、ウオーキングを続けましょう。

※ＱＯＬ＝Quality Of Life（生活の質）

運動と生活の質（QOL）の関係

100歳まで健康長寿をめざす QOL高い

↑

さらに運動が楽しめる（ゴルフ、テニス、水泳など）

↑

ウオーキング　筋肉体操　ストレッチング

↑

痛みがなくなる

↑

自助療法

運動療法　物理療法　薬物療法

!! ひざが痛い !!

↓

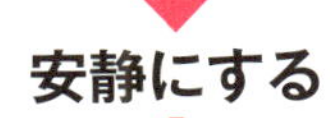

安静にする

↓

痛みが悪化する

↓

寝たきり、認知症 QOL低い

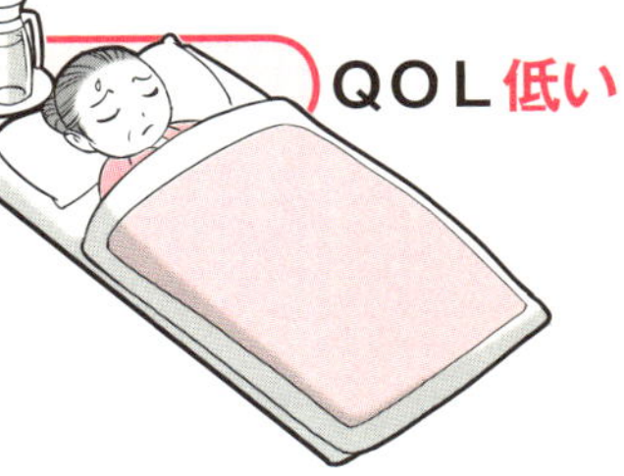

足腰がよわって、寝たきりになり
介護が必要になったり、
認知症が進む

歩行はひざ、腰の痛みを改善する運動

おすすめの運動、避けたい運動

ウオーキング、ストレッチング、筋肉体操の3つにより、ひざの痛みというマイナスをなくした状態は、健康という値をゼロに戻した状態だといえます。

今後は、健康の値をどんどんプラスにするために、運動習慣を身につけていきましょう。ひざの痛みがなくなったら、好きな運動をしていけばいいのですが、おすすめの運動と避けたい運動があります。ひざに負荷がかかりやすい、マラソン、ジョギング、山登りなどの運動は、避けた方が無難です。

おすすめの運動は、ひざに負荷がかかりにくく、自分のペースで進められる有酸素運動です。ゆっくりした水中ウオーキング、水泳、ゴルフ、ハイキングなどから、好きな運動をはじめましょう。

運動の前後には、必ずストレッチング（95〜118ページ参照）を行って、筋肉や関節をほぐすようにします。

おだやかな動きをする、おすすめの運動

昔から趣味でやっていたスポーツを再開するのもいいし、
新たにはじめるのもいいでしょう。
ここでご紹介するような、
おだやかな動きをする有酸素運動がおすすめです。

●社交ダンス
●フラダンス
●ゴルフ
●ハイキング
●ゲートボール
5
3
●テニス
(ダブルスでゆったり
楽しめるもの)

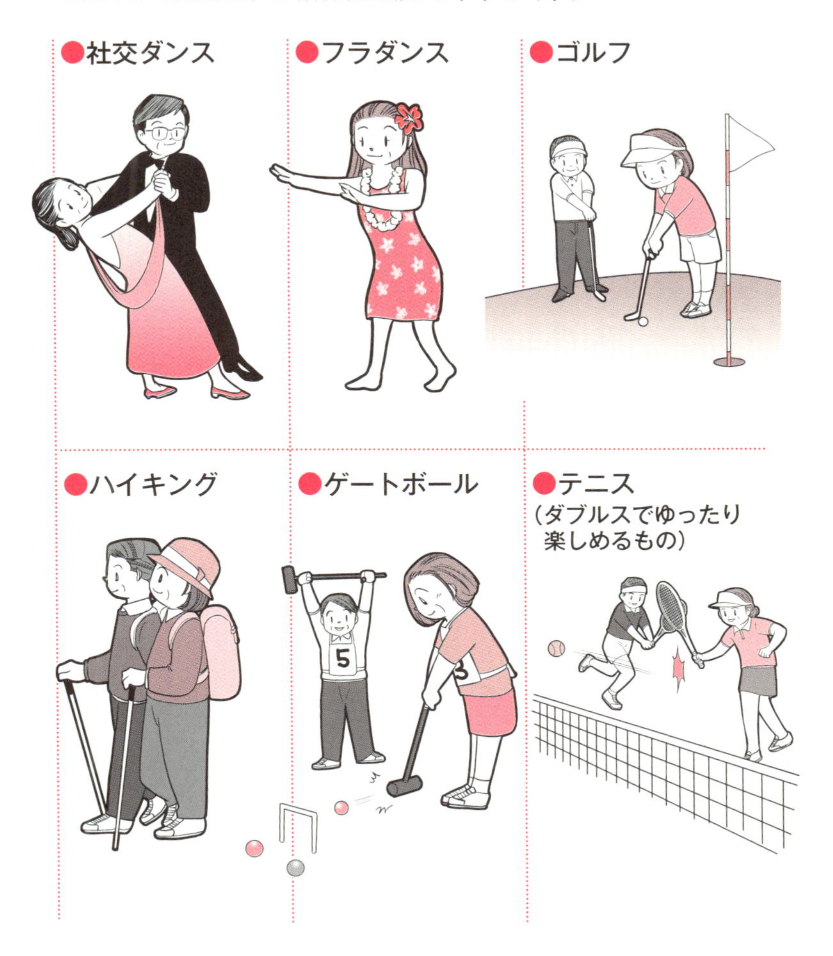

日常生活について

歩くことの大切さ

日常生活でも、なるべく自分でいろいろなことをやるようにして、歩く機会を多くもうけてください。

家のなかの家事でも、掃除機をかける「立ち仕事」と、アイロンかけや食材の下準備など椅子に腰かけての「座り仕事」を交互に行い、とちゅうで休憩を入れるなどして工夫すれば、ひざの痛みを起こすことなく動けます。

お友達との外出も、積極的に機会をつくって出かけるようにしましょう。お出かけの際には、軽いクッション性のあるラバーソウル（ゴム底）の靴や、ウオーキングシューズを選んでください。ヒールのあるパンプスなどは、ひざに負担がかかるので避けましょう。

買い物で、重い日用品を持って歩くと、ひざの痛みを誘発するかもしれません。重い荷物は無理して持たず、キャリーやカートを利用してください。また、荷物はなるべく左右均等に持つようにし、片方のひざに負担がかからないように注意します。

家事も運動になる

意識的に動けば、
家事も立派な運動となります。
あいだに休みを取り入れながら、
積極的に楽しく家事を行いましょう。

◯立ち仕事
（掃除機がけ、モップがけ、
拭き掃除、洗いものや料理）

無理せず、ゆっくり、
休み休み行います。

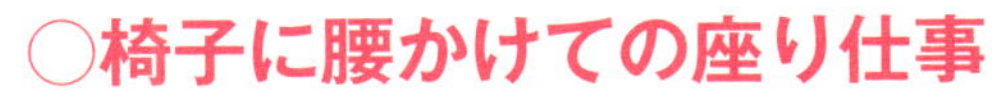

◯椅子に腰かけての座り仕事

立ち仕事に疲れたら、
椅子に腰かけていろいろな
家事を行います。
ふだん座ってやっていた家事も、
椅子を使うことで、
ひざが楽になります。
（食材の下準備、アイロンがけ、
縫い物、洗濯物たたみ）

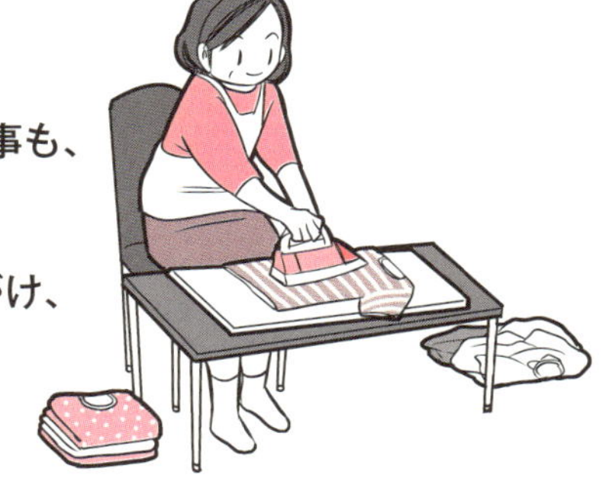

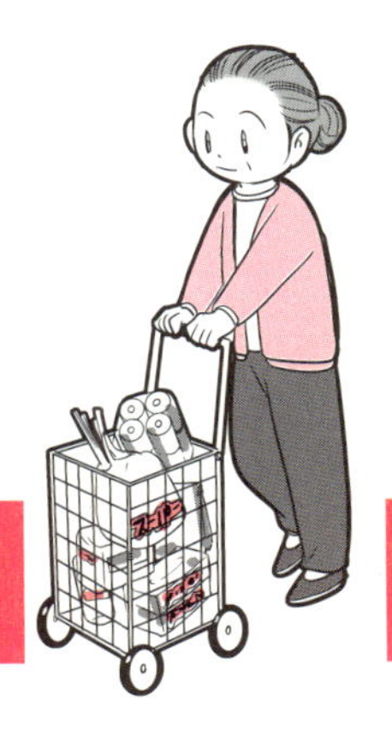

◯重い荷物の買い物には キャリーやカートを活用

重い荷物は無理しないで
キャリーを使って運びます。

**家でも外でも、サポーターなどで
ひざを保温するようにしましょう！**

歩くことの大切さ
ひざの痛みに対する家族の対応は？

ご家族がいっしょに住んでいる場合、「病人だから安静にするように」と、ご家族の方が患者をかばってしまいがちです。けっきょくのところ、家族の思いやりが、日常生活のなかで動く機会を奪ってしまうことになります。

「ひざをかばって安静にしていることの方が、ひざの健康に悪い」ということをご家族にも理解してもらい、ひざに負担なくできる家事は積極的に役割分担しましょう。

本人も、日常生活から積極的に歩いたり動いたりする機会をもうけるようにして、元気に動くことが治療のひとつなのだということをまわりにアピールするとよいでしょう。

モップがけ、台所仕事など、家庭のなかには、小さな運動の機会がたくさんあります。駅まで歩く、子どもと遊ぶ、といった日常の行動を数多く行うことで、ウオーキングに負けない運動量になります（ふとんの上げ下げや階段の上り下りは負担が大きいので避ける）。10分程度でできることを見つけ、積極的に動けるよう、ご家族も見守ってあげてください。

毎日＋10（プラス・テン）

厚生労働省の
「アクティブガイド
–健康づくりのための身体活動指針–」では、
毎日の生活でいつもよりも10分だけ多く、
体を動かす習慣を意識的に増やす
「ココカラ＋10（プラス・テン）」を
推奨しています。
ひざが痛い人の場合は、
いきなり推奨している
運動量を実行するのではなく、
徐々に運動量を
増やしていきましょう。

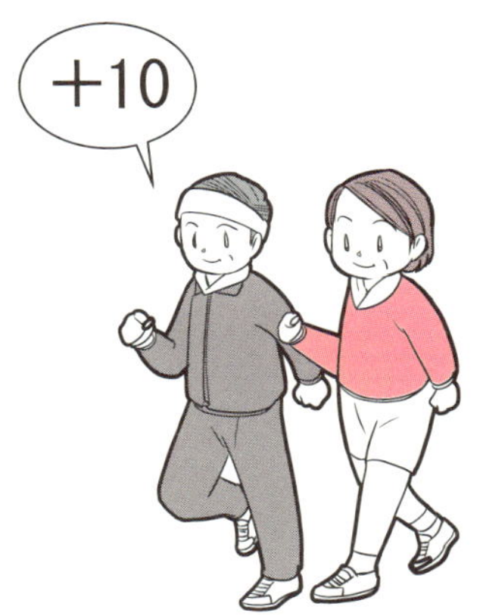

朝
家事のあいまに体操　＋10分
テレビを見ながら体操　＋10分

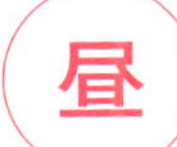

友達と散歩　＋10分
歩いて買い物　＋10分

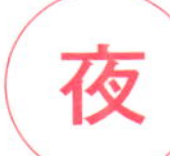

ウオーキング　＋10分
遠回りして帰宅　＋10分

※厚生労働省「健康づくりのための身体活動指針（アクティブガイド）」
http://www.mhlw.go.jp/stf/houdou/2r9852000002xple-att/2r9852000002xpr1.pdf

ひざ、腰とロコモの関係について

筋肉、骨、関節、軟骨、椎間板などの運動器のいずれか、または複数に障害が起こり、「立つ」「歩く」機能が低下している状態を「ロコモティブシンドローム（略称：ロコモ）」（※）と呼びます。ロコモでは、ひざの関節軟骨や腰の椎間板が劣化して、歩行障害を引き起こします。ひざと腰とロコモの関係は密接につながっているのです。運動器のおとろえが進んでいくと、自立した生活が送れなくなり、要介護のリスクが高くなります。

よく耳にするメタボリックシンドローム（略称：メタボ）は、内臓脂肪症候群であり、動脈硬化を起こしやすく、症状が進行すると脳卒中などを引き起こし、こちらも要介護、要支援の原因になります。ロコモやメタボによって要介護の寝たきり状態になった人が、認知症を合併して引き起こすのもよく知られています。

元気に100歳まで歩くためには、この2大症候群と認知症を早期に予防し、要介護、要支援状態に陥らないことが重要です。

※ロコモティブシンドローム（運動器症候群）は、日本整形外科学会によって提唱されました。

ロコモティブシンドローム

ロコモは、要介護、要支援の入口です。
足腰をきたえて進行を予防しましょう。

ロコモティブシンドローム

筋量、神経活動の低下
サルコペニア

関節軟骨、椎間板の低下
変形性ひざ関節症、変形性腰椎症

骨量の低下
骨粗鬆症

歩行障害　運動器不安定症

歩けない、立ち上がれない。要介護、要支援のリスクが高い

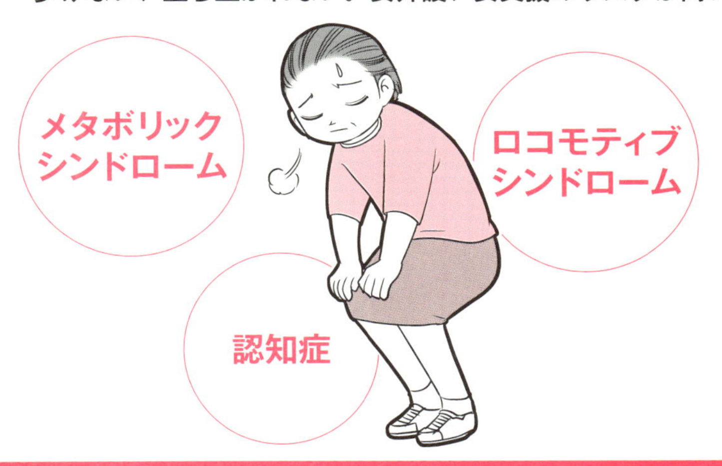

内臓疾患のメタボ、運動器の疾患のロコモには密接な関係があります。メタボとロコモに認知症を合併する人も多く、早期予防と早期発見、早期治療が重要です！

※ロコモチャレンジ！推進協議会WEBサイトより

ひざの痛みを解消してロコモを防ぎましょう

加齢とともに、運動器の機能は自然とおとろえていきます。最初は、なにもないところでつまずきやすくなる、階段の上り下りに手すりが必要になるといった、ささいなことからはじまります。脚を持ち上げる筋力や、バランス能力のおとろえのサインが出ているのに、年のせいだという理由で、なんの対策も行わないと、そのまま運動器の能力はどんどん低下していきます。

ロコモの進行を食い止めて、１００歳まで自分の足で歩ける健康寿命をめざすためにも、まず自分の運動器の状態がどのくらいの程度なのかチェックしましょう。左ページの「ロコチェック」を見て、ひとつでもあてはまれば、運動機能の低下がはじまっています。

ロコモの進行を止めるには、足腰をきたえることです。ひざの痛みのための運動療法や、筋力運動で脚の筋肉と関節をじゅうぶんに動かして、ウオーキングを習慣化しましょう。足腰の筋力強化と、片脚立ち体操などのバランス能力を高める運動も効果的です。

ロコチェック

あなたのロコモ度について
ロコチェックを使って確かめてみましょう。
ひとつでもあてはまれば、ロコモの心配があります。
すぐに足腰をきたえましょう。

□1　片脚立ちでくつ下がはけない

□2　家のなかで
つまずいたりすべったりする

□3　階段を上るのに手すりが必要である

□4　家のやや重い仕事が困難である
（掃除機の使用、布団の上げ下ろし）

□5　2kg程度の買い物をして
持ち帰るのが困難である
（1リットルの牛乳パック2個程度）

□6　15分くらい続けて歩くことができない

□7　横断歩道を青信号で渡りきれない

※ロコモチャレンジ！推進協議会WEBサイトより

ひざの能力維持が健康寿命をのばします

厚生労働省の最新の発表（※）によると、介護や寝たきりになることなく日常生活を送れる期間を示す健康寿命は、男性71・19歳（同年の平均寿命は80・21歳）、女性74・21歳（同86・61歳）でした。健康寿命と平均寿命との差は、男性9・02年、女性は12・4年。つまり平均して、男性は71歳から、女性は74歳から、ひとりでは生きていけず、他人の助けが必要な人生になります。誰もが、死ぬまで寝たきりにならず、健康でいきいきとした人生を送りたいものです。歩くことで健康寿命はのびます。少しでも健康寿命をのばすために、ひざや筋肉などの歩く能力を維持しましょう。

さらに、片脚立ち体操、竹踏み体操、体幹のトレーニングを行い、筋力の強化や体幹をきたえます。これらを行うことにより、歩行能力が高まり、転倒予防にもつながります。運動機能が低下していると転倒しやすく、脚を骨折して寝たきり生活になる高齢者が多くいます。足腰をきたえていると、転倒で骨折しても寝たきりになりにくいといわれています。

※厚生科学審議会地域保健健康増進栄養部会(厚生労働省2014年10月1日)
資料１「平均寿命と健康寿命の推移」より
http://www.mhlw.go.jp/file/05-Shingikai-10601000-Daijinkanboukouseikagakuka-Kouseikagakuka/sinntyoku.pdf

平均寿命と健康寿命の差 2013年

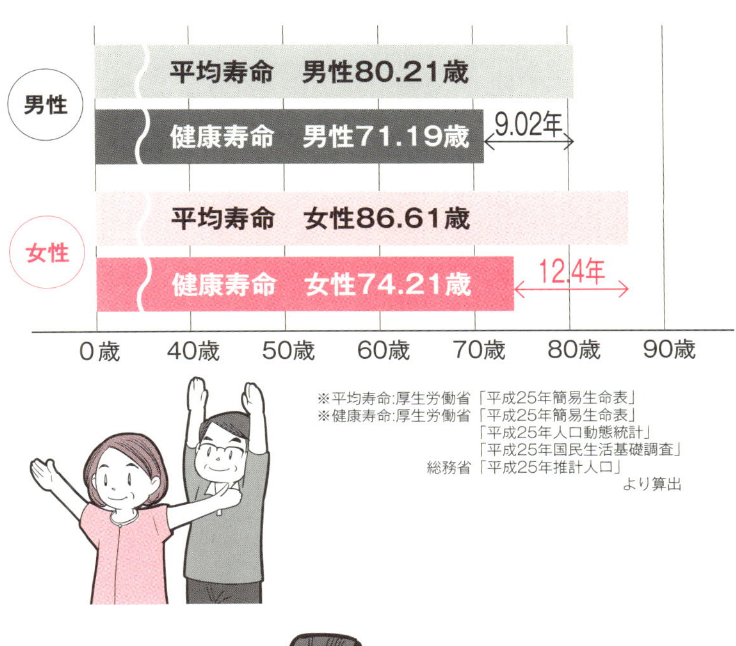

※平均寿命:厚生労働省「平成25年簡易生命表」
※健康寿命:厚生労働省「平成25年簡易生命表」
「平成25年人口動態統計」
「平成25年国民生活基礎調査」
総務省「平成25年推計人口」
より算出

適度な運動と
健康な
食生活で
健康寿命を
のばそう！

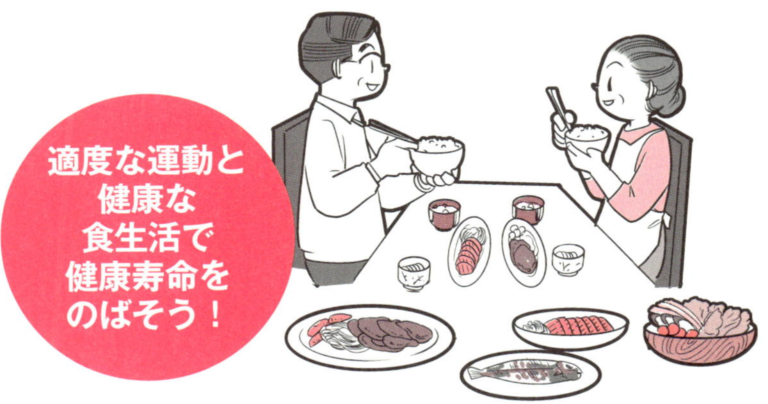

歩くことがボケ防止になる！

有酸素運動であるウオーキングは、認知症の発症を遅らせるといわれています。有酸素運動が、脳の血流を促進して刺激を与えてくれるからです。

国立長寿医療研究センター（※1）が開発した「認知症予防運動プログラム（コグニサイズ）」（※2）では、ウオーキングやエクササイズにプラスして、脳に負荷をかける認知課題（計算やしりとりなど）を同時に行うと、記憶力が向上して認知症予防効果が期待できるとしています。運動時間の目安は1日30分程度、10分ずつ3回に分けて実施できます。

認知課題は、しりとりや、数字の倍数を数えていく、川柳を考えるなどさまざまです。毎日のウオーキングにプラスして、このような認知課題を取り入れてみるのもよいかもしれません。

ただし、認知課題に夢中になりすぎて、ひざに負荷をかけすぎたり、転倒したりしないように注意してください。

※1　国立研究開発法人　国立長寿医療研究センター　老年学・社会科学研究センター
http://www.ncgg.go.jp/cgss/index.html
※2　国立研究開発法人　国立長寿医療研究センター「認知症予防へ向けた運動　コグニサイズ」
http://www.ncgg.go.jp/cgss/department/cre/documents/cogni.pdf

歩くことが認知症の予防になる理由

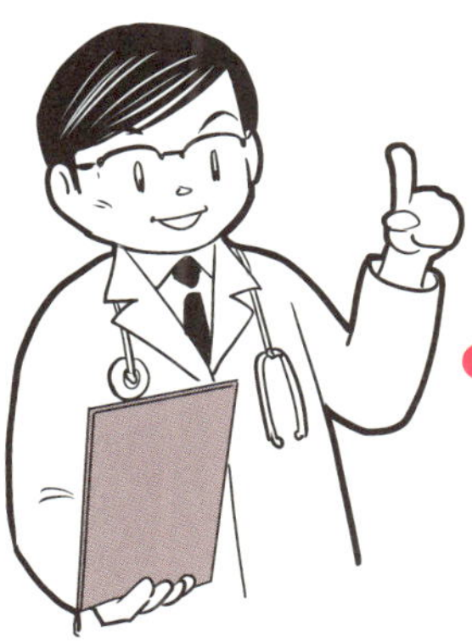

- 歩くことで脳への血流が増え、脳内の神経細胞が活性化。
- コレステロールや中性脂肪などの血清脂質を低下させ、脳梗塞が起きにくくなる。

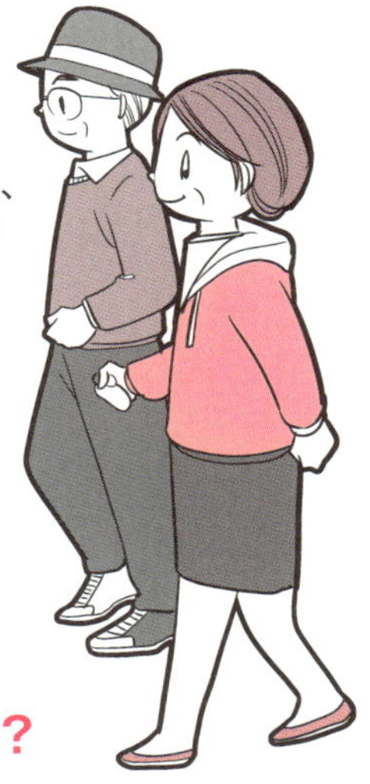

コグニサイズ　コグニウォークとは？

コグニサイズとは、
コグニション（認知）＋エクササイズ（運動）の造語です。
簡単な計算などのコグニション課題と、
ウオーキングやステップ運動などの
エクササイズ課題を
組みあわせて
行うことで、脳と体の
両方の機能を
効果的に向上させます。

アリ
リンゴ
ゴリラ
視線は前方に
上半身を起こす
腹筋はしめて歩く
手はしっかりうしろに振る

「アリ　リンゴ
ゴリラ…」などのしりとり、
計算、川柳などを
つぶやきながら歩く。

【注意！】ひざが痛い人は、無理せず、
いつもの歩きやすい方法で行います。

歩くことで痛みが出たら、つかまり足ぶみをしましょう

しゃがむ、階段の上り下り、坂道を歩くとひざが痛む、ウオーキングでひざが痛くなってきた人は、家のなかでつかまり足ぶみをしましょう。

つかまるテーブルは腰よりも低い高さのものを選びます。食卓テーブルなどが適しています。

両手をテーブルにつけると、左右の足を、無理のない程度で上げて、その場で左右交互に足ぶみします。1セット100歩を朝晩各1セットからはじめ、楽にできるようになってきたら、徐々にセット数を増やしていきます。合計6セットまで、ひざが痛まずにできたら、今度は片手だけをついて行います。痛みもなく1週間続けられたら、戸外のウオーキングに挑戦しましょう。

ひざの痛みが激しい人は、ひざの位置より低い座面の椅子を使って同じように、つかまり足ぶみをしてみてください。無理なくできてきたら、テーブルに挑戦してください。

ウオーキングでひざが痛む人向け つかまり足ぶみ

ひざに痛みがあるけれども平らな場所ならなんとか歩ける人は、
テーブルに手をついて足ぶみをしましょう。
これも立派なウオーキングです。

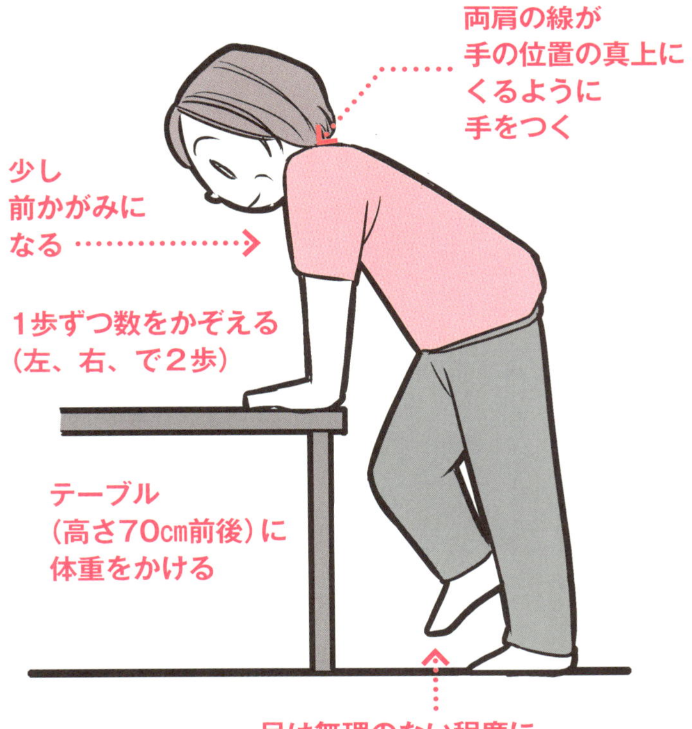

回数

- 1セット100歩～200歩
- 1日：朝、晩　各1セット

太っている人は減量して ひざへの負担を軽減しましょう

元気に100歳まで歩けるひざをめざすには、適正な体重を維持することも重要です。肥満の人は、そうでない人の4倍も変形性ひざ関節症になりやすくなります。

第3章「ひざにかかる体重（68ページ）」で、体重がひざにかける負荷について説明していますが、太っていると、体重を支えるためにひざへの負担はより大きくなります。ひざの痛みの軽減のためにも、ダイエットは必要です。

ウオーキングや筋肉体操を行っているだけでは、ダイエットにはなりません。中高年は新陳代謝も下がっているので、ダイエットは簡単ではありません。

毎日体重を計り、食べている食事の内容を記録して、食生活を見直してみましょう。間食をしていないか、三度の食事の内容はどのような構成か、甘い飲み物をとりすぎていないか、食生活を記録することで、見えてくるはずです。特に、おやつ、食事の量、炭水化物と脂肪などを減らすことからはじめてみましょう。

適正体重を知る

身長の２乗に22をかけた体重の±３kgが、適正体重です。

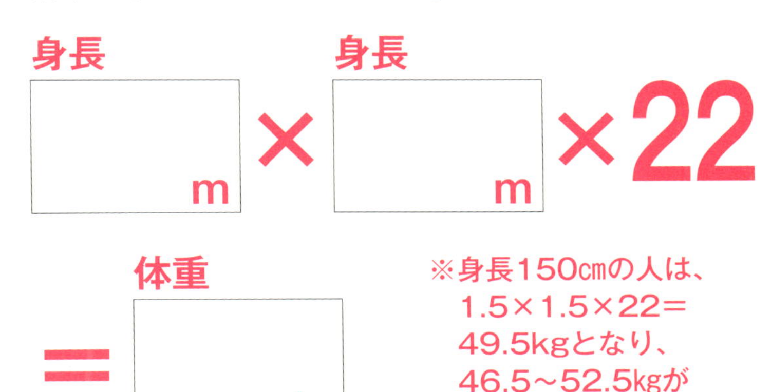

※身長150㎝の人は、
1.5×1.5×22＝
49.5kgとなり、
46.5～52.5kgが
適正体重となります。

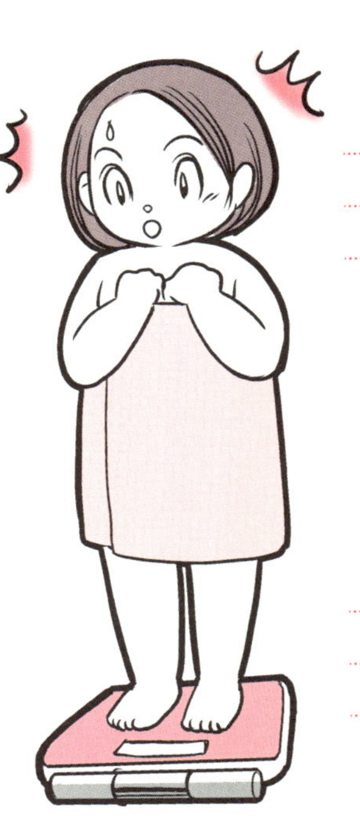

毎日体重計で計る

- 毎日同じ時間に体重を計る
- これ以上体重を増やさないところからスタート

目標を決めて少しずつ減量しましょう

ひざの痛みを軽減するために、減量を決めたなら、目標を決めて少しずつ減らしていきましょう。最初は、現在の体重以上増やさないことからスタートし、運動と食事制限をこころがけましょう。

173ページで算出した適正体重が、もっとも病気になりにくく健康的だといわれています。まず、この適正体重を目標に、1ヶ月に1kg程度の減量ペースで体重を減らしていきます。

食事を抜いたり、ダイエット食品を購入したり、流行の単品ダイエットで急激に体重を落としていくのは、おすすめできません。中高年の減量は、体重が落ちにくく、急激な減量はリバウンドのもとです。リバウンドで体重が増すと、さらにひざに負荷がかかってしまいます。目標はあくまでもひざの健康のためなのだということを念頭に置き、1食あたり100kcal減らすなど、小さな数値目標を長期的に定めて、確実に実行していきましょう。

減量を成功させるための6つのヒント

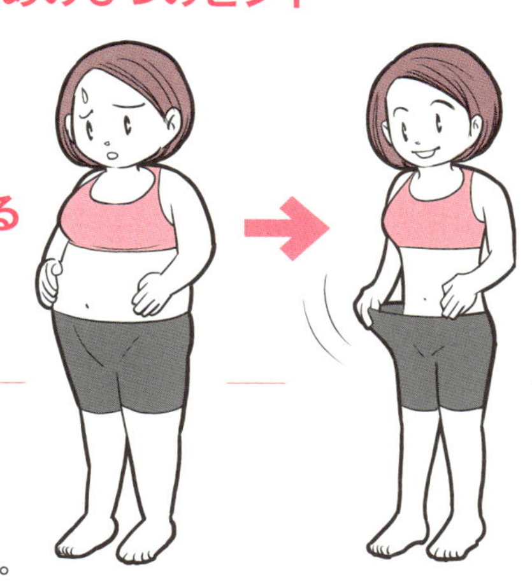

1 ▶ 食事を記録する

食事量、運動量、
体重をノートに
記録しましょう。

2 ▶ 規則正しく 3回食べる

同じ時間に規則正しく
1日3回食事をとります。

3 ▶ 決まった時間に体重を計る

毎朝または毎晩同じ時間に体重を計ります。
（できれば200g単位で計測できる体重計を使用）

4 ▶ ゆっくりよく食べる

1食ごとによくかんで、
満腹感が得られるようにゆっくり食べます。
最初は何回かんでいるか数えてみて
習慣化しましょう。

5 ▶ 甘い物を食べない

甘いお菓子や飲み物を食べたり飲んだり
しないようにします。

6 ▶ 間食はしない

毎日3食以外のおやつや間食は
とらないようにします。

ひざが痛い人のための運動と食事について

減量をはじめたら、ウオーキングや運動を積極的にとりいれて、脂肪が燃焼しやすい体づくりを目指しましょう。

ひざが痛い人の場合は、継続的に汗をかく運動を、週に3回ほどやれば充分です。さらに、運動時には水分をこまめにとることで、新陳代謝の高い体づくりができます。

筋肉や骨をじょうぶにする必要があるので、炭水化物、たんぱく質、脂質、ビタミン、ミネラル、食物繊維をバランスよくとりいれた献立の食事を考えましょう。

そのためには、鶏のササミやムネ肉といった脂肪分やカロリーの少ないものを、蒸したりゆでたりしてカロリーの低い調理方法で食べるようにしましょう。

アスリートの肉体づくりのレシピ本や低カロリー食のレシピ本などを見て、調理や食材を工夫して、楽しみながら減量を続けます。毎日食事と体重を記録することも、減量効果を確かめるためのヒントになるはずです。

大切な６つの栄養素をバランスよくとる

過不足なくすべての栄養素をバランスよくとるようにしましょう。

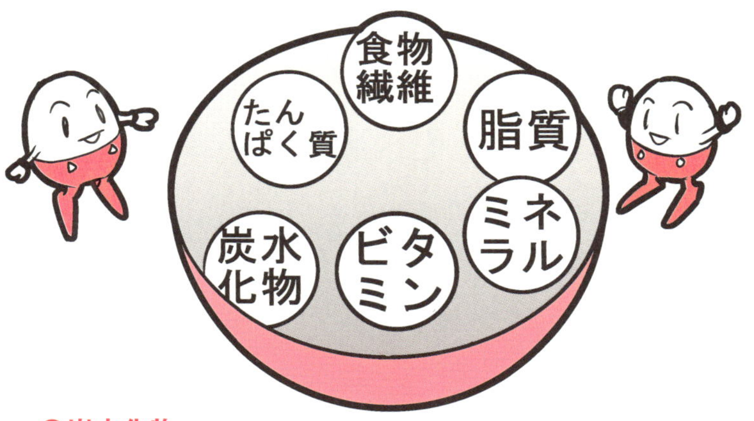

●炭水化物

体の各機能を調整するエネルギー源。

●たんぱく質

骨や筋肉などをつくるエネルギー源。

●脂質

エネルギー源となる。

●ビタミン

▶脂溶性ビタミン…皮膚や粘膜の保護。
▶水溶性ビタミン…体の調子を整える。

●ミネラル

ナトリウム、カリウム、カルシウム、鉄など。
体の調子を整える。

●食物繊維

消化吸収されにくく、腸へ働きかける。

減量のための食事をしましょう

減量のための食事は、低カロリー、高たんぱくを基本に、食材と調理方法を選んで献立を考えます。

肉ならば、牛や豚のモモ肉やヒレ肉の赤身、鶏ササミや皮なし鶏ムネ肉。魚ならば、赤身のマグロ、カツオ、サケやタラなどが、低カロリーで高たんぱくな食材です。サバやアジなどの青魚は脂がのっているため、食べるならば少しの量にします。

カロリーが高いからといって、まったく油をカットしてしまうと、肌や髪の調子が悪くなったりします。エクストラバージンオリーブオイルやゴマ油など、体にいい良質な油を少し使うのがおすすめです。最近人気の亜麻仁油は、オメガ3と呼ばれるαリノレン酸を多く含んでいます。加熱すると栄養素が壊れてしまうので、ドレッシングに使うなど、調理にもひと工夫しましょう。体にいい栄養素を含んだ新鮮な食材を選び、減量のための食事も、積極的に楽しみましょう。

野菜は1日350ｇ食べる！

厚生労働省が、
生活習慣病対策のために推奨している
野菜の摂取量は1日350ｇです。
食物繊維豊富な野菜は、
1日350ｇを目標にして減量レシピにとりいれてみましょう。

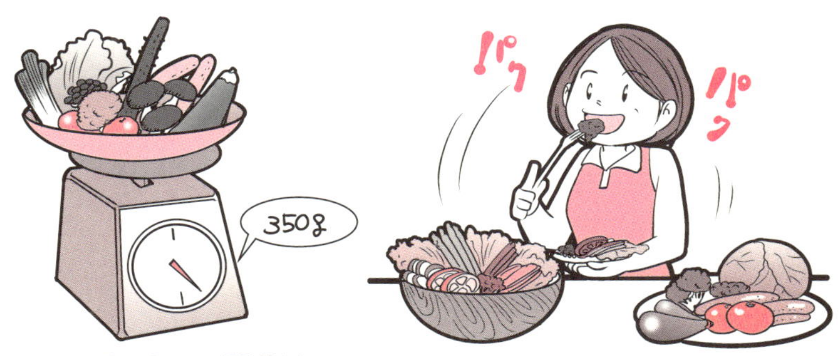

1日350ｇの野菜は
こんなにたくさんあります！
毎日たくさんの種類の
野菜を食べるように
しましょう。

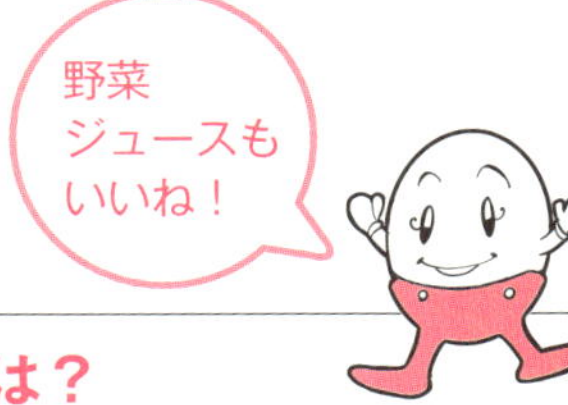

野菜をたくさん食べるには？

野菜は、生のままで食べると、かさが多くて食べにくいかもしれません。生野菜ならば、最近人気の低速ジューサーで果物と一緒にしぼって野菜ジュースにすると、多品種の野菜をたくさんとれます。低速ジューサーは、野菜や果物を低速回転で圧搾（あっさく）して、水分と絞りかすに分離し、酵素や栄養素を壊すことなくいただけます。また、キャベツや小松菜などの葉もの野菜は、茹でたり蒸したりすると、かさが減ってたくさんの分量を食べられます。

生活習慣の改善でひざの痛みを解消する

変形性ひざ関節症は、生活習慣病です。肥満、運動不足が大きな要因となります。特に変形性ひざ関節症になりやすい中高年は、大多数が運動不足です。

2013年に文部科学省が行った「体力・スポーツに関する世論調査」では、ふだん運動不足を感じていると回答した人は、50〜59歳で8割以上。健康維持のために運動が必要だと感じているけれども、行動できていない実情がわかります。

運動をしている人としていない人とでは、体力に大きな差がついてきます。体力年齢を若く保つためにも、生活習慣を改善して定期的に運動を行う必要があります。

あなたは、黒澤式ひざ体操以外に、週に3回、1回30分以上のウオーキングやテニス、水泳などの運動を行っていますか？　家事などの日常の生活だけでは、負荷が少なく、十分な運動にはなりません。100歳まで歩ける健康長寿のためには、意識的に運動習慣を身につけないと、運動不足のせいでロコモから寝たきりになってしまうのです。

運動不足を感じている50～59歳は実に8割

年齢	運動不足を感じている
50～59歳	80.3％
60～69歳	65.2％
70歳以上	59.8％
全年齢	74.6％

※文部科学省「体力・スポーツに関する世論調査」（2013年）

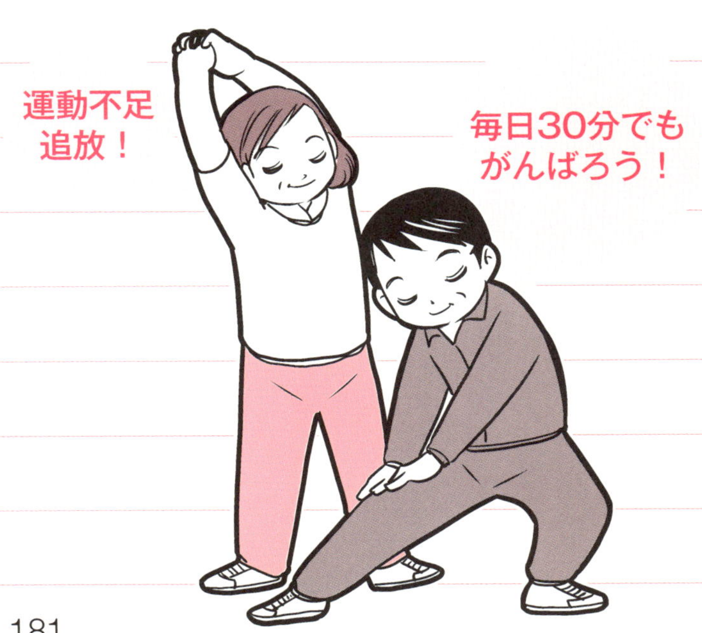

ひざが痛い人のためのサプリメントは あくまで健康補助食品です

ひざ痛に効くというコラーゲンやヒアルロン酸、コンドロイチン、グルコサミン、などのサプリメントが数多く販売されています。

グルコサミンやコンドロイチンは、軟骨に存在する成分で、こうしたサプリメントを服用したら、体のなかから効きそうな気がします。しかし、本当にそうでしょうか?

アメリカの研究などでは、グルコサミンやコンドロイチンの成分が、変形性ひざ関節症のひざの痛みを和らげる効果があったという報告もありました。

しかし、これは軟骨が補修されたわけではなく、炎症を抑えて痛みを軽減していたからだとされています。

サプリメント類は、あくまでも栄養補助食品として考え、自己責任で服用してください。サプリメントを服用しているから、ひざ痛が和らぐのではなく、やはり運動治療やストレッチング、温熱療法などの自助療法をしっかり行うのが本来の姿です。

サプリメントの種類と特徴

メディアの情報や
クチコミなどに惑わされず、
サプリメントの効能や
安全性をしっかりと把握して
とるようにしましょう。

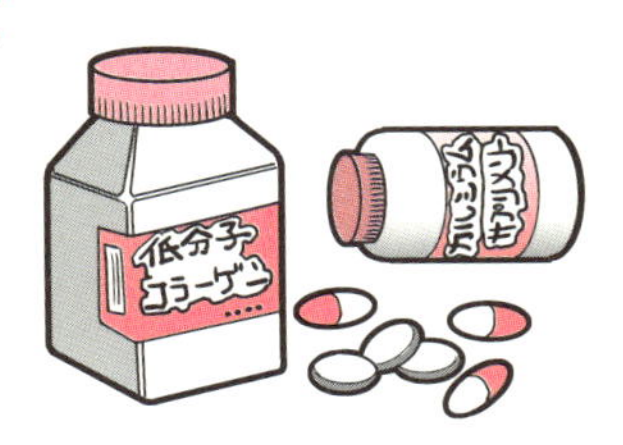

成分名	特徴	ひざの痛みへの効果	安全性
グルコサミン	動物の皮膚や軟骨、甲骨類の殻に含まれるアミノ糖。	初期から中期にかけての炎症の痛みを和らげる効果があるとされている。末期の重傷の場合には効果が期待できない。	甲殻類の成分を用いたサプリメントもあるため、甲殻類アレルギーの人は注意が必要。
コンドロイチン硫酸	軟骨、結合組織、粘液に含まれるムコ多糖類の一種。たんぱく質と結合して軟骨や皮膚に多く存在する。	骨関節炎の痛みの緩和に対する効果があるといわれている。初期から中期にかけての炎症の痛みを和らげる研究結果もあるが、まだ評価は定まっていない。	適切に用いればおそらく安全。まれに上腹部痛、吐き気、などの副作用の報告がある。
コラーゲン	皮膚、血管、腱、歯などの組織に存在する繊維状のたんぱく質。	医学的に効果は認められていない。	アレルギーを誘発する可能性が示唆されており、アレルギー体質の人は注意が必要。

ひざが痛い人の正しい歩き方は、一般的なウオーキング法とは違う

運動としてのウオーキングは、1回20分、週3回くらいからはじめます。

1週間続けて、痛みがなければ、少しずつ1回の時間を増やしていきます。ウオーキングの前後には、必ず軽いストレッチングを各10～15分ほど行い、筋肉をほぐしてから歩きます。歩いているときは、下半身の筋肉が動いているのを意識しながら、ひざの痛みを感じない程度に、ゆっくりと自分のペースで行います。

テレビや雑誌で紹介している、健康な人向けのウオーキングのフォーム（大股で早足で歩くなど）は、ひざ痛を抱えている人には、あてはまりません。逆に痛みを増す可能性もあるので、注意が必要です。むしろ、どんなかたちでもいいから、とにかく自分の足で歩くことが大切です。

ひざの痛みに注意しながら、歩幅やスピードを気にせず、痛くなくても歩ける方法で、とにかく毎日少しずつでも歩いてください。

健康情報に惑わされない

ウオーキングダイエット、
エクササイズウオーキング、体幹ウオーキングなど、
テレビや雑誌で、
数多くの健康ウオーキングの方法が紹介されています。
これらは、足腰に痛みがない、健康な人には有益ですが、
変形性ひざ関節症の人には、
逆効果になってしまうことがあります。
一番大切なのは、
痛みがなく、長く続けられる歩き方です。
あまりにもたくさんある情報に惑わされて、
自分にあわない歩き方をしないように
注意しましょう。

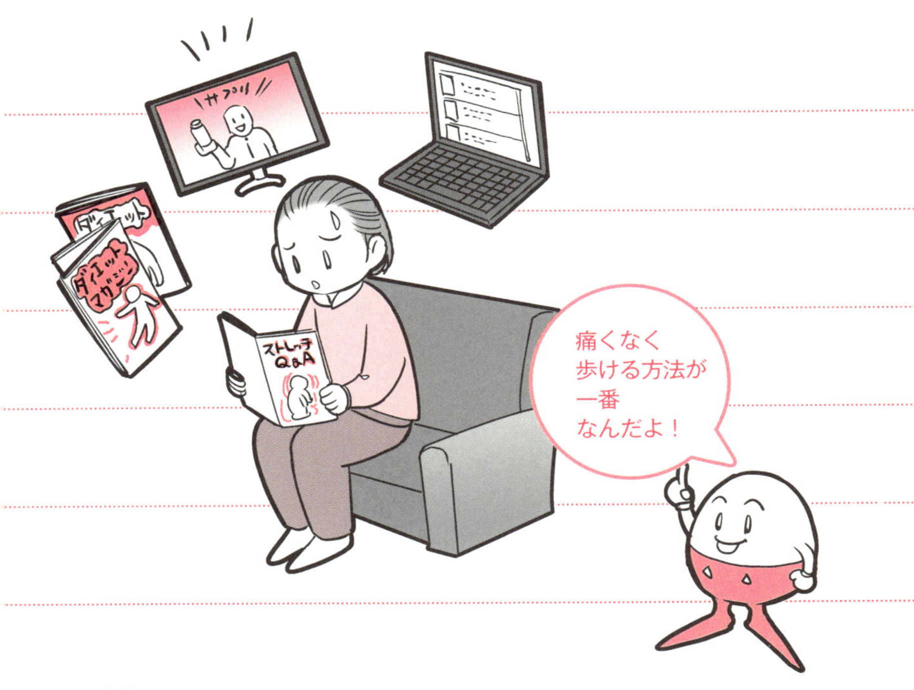

ひざが痛い人が歩くときの注意点

ウオーキングを行う際には、ひざの治療でもあることを意識して歩きます。

歩くのは平らな地面を選び、坂道、山道、階段などはコースにいれないようにしましょう。

歩きはじめに足がこわばるようであれば、その場で「つかまり足ぶみ（170ページ）」をやってから、歩き出します。

歩いている途中でひざがとつぜん痛くなったら、ゆっくり引き返しましょう。翌日は、歩く時間を短くしたり、速度を落としたり、工夫して調整します。

つえやキャリーカーを使った方が楽な人は、そのまま使ってください。自分のやりやすいスタイルで、痛くない方法で歩きます。

ウオーキングはできれば100歳まで続けてほしい運動です。無理をしないでいいので、ゆっくり歩きで短い距離でも、毎日続けるようにしましょう。

ウオーキングの注意点

①クッション性のいい、
ウオーキング専用の靴をはきましょう。

②階段や坂道は避けて、平地を選んで歩きましょう。

③ウオーキングの前後では、
ストレッチングを必ず行いましょう。

④ウオーキングをはじめる前、
途中で、体調のチェックをしましょう。
いつもより汗をかきすぎている、
動悸がするときは、少し休んで様子をみます。
体調がすぐれないときや、疲れているとき、
ひざの痛みがつよいときは、
すぐにウオーキングをやめましょう。

⑤ウオーキングのあいだは、
途中少しずつでも
水分補給するように
しましょう。

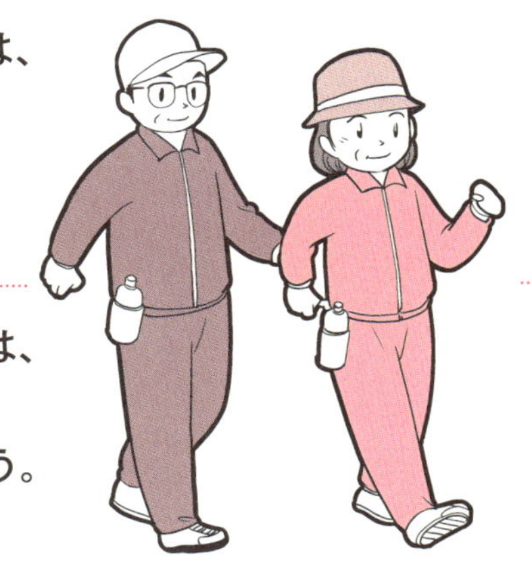

⑥ウオーキングの時間帯は、
早朝や夕方を選び、
熱中症に注意しましょう。

服装とシューズについて

ウオーキング用の服装は、軽量で動きやすい服装であればなんでもかまいません。最近のウオーキング用の服装は、速乾性、通気性、軽量など、機能的なものが多くあります。気に入ったものを選んでみましょう。

お気に入りの服装とシューズがあれば、毎日歩くのが楽しくなるはずです。最近の天候は変わりやすいものです。歩いていてとつぜん雨が降ることもあります。ちょっとした雨除けになるパーカーなどがあると便利です。

日中を避けて、夜ウオーキングする人は、夜道で目立つように蛍光カラーや反射テープのついた服やシューズなどを選んでください。

ひざを温める意味で、サポーターなどをつけて歩いてもよいでしょう。暑い季節は、汗がひいたあとにひざや足が汗で冷えてしまうので、ひざを出すような服装はせず、季節を問わずなるべく冷えない服装を心がけましょう。

ウオーキングの服装とシューズについて

服装は、季節を問わず、
ひざを冷やさないように注意しましょう。
ひざへ負担をかけない、
クッション性のいい
ウオーキング専用シューズを
はくことも大切です。

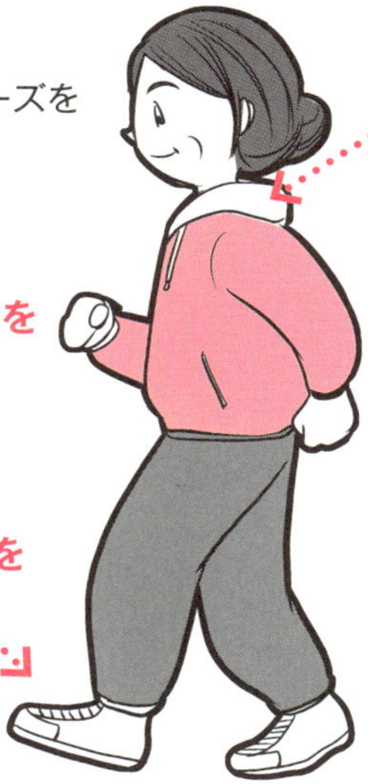

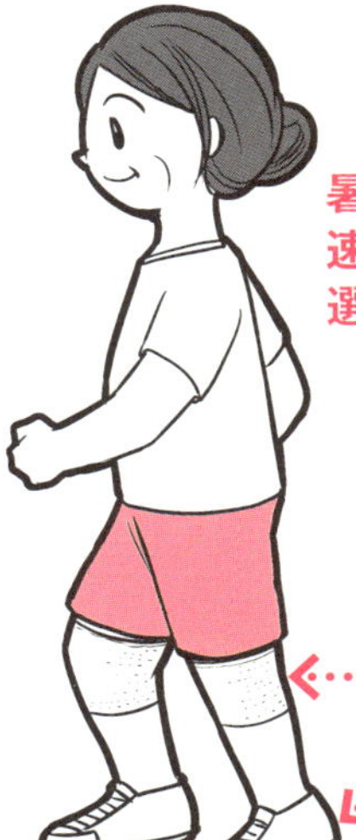

雨が降った
ときに備えて、
フードが
首元に
折りたたんで
入っている
パーカーも
便利です

身軽な
着やすいウェアを
選びます

ウオーキング
専用シューズを
はきます

暑さ対策には、
速乾性のあるウェアを
選びましょう

ひざを温める
サポーターをつけましょう

ウオーキング専用シューズをはきます

ひざが痛い人のシューズ選びのポイントとは？

ひざが痛い人のウオーキングに、専用のシューズは必須です。基本的には、アスファルトを歩くためのものです。ウオーキングシューズ専門店に行って、目的と用途を説明し、足を計測して、自分の足のかたちにあったシューズを選んでもらいましょう。

最近のシューズは、足のサイズ以外に、足の裏の幅（ワイズ）でも選べるようになっています。フィッティング時には、いつもはくくつ下を持参し、くつ下をはいたうえでフィット感を確かめます。

また、雨の日にすべりにくいように、靴底に凸凹があるタイプのものを選ぶとよいでしょう。ひざへの負担を少なくするためにも、クッション性のいいものを選びます。

注意したいのが、靴ひもです。結んだ靴ひものまま、脱いだり履いたりする高齢者も多いようですが、これは靴のなかで足が動きやすくなるのでやめましょう。毎回シューズをはくたびに、靴ひもをほどき、しっかりとホールドするように結んでください。

おすすめのウオーキングシューズ

ウオーキングシューズは、
靴のなかで足が動きすぎないように、
必ずシューフィッティングしてから
買うようにしましょう。

ひも靴タイプ

しっかりと足を包み込む
ひも靴タイプの
ウオーキングシューズ。
歩くときに指先が圧迫されないよう、
つま先に１㎝程度の
余裕を持たせたサイズと、
ひざ痛に配慮したクッション性のよいものを選びます。
ひも靴のひもは、はくたびに必ずしっかりと結び、
靴のなかで足が動かないようにホールドしましょう。

はきやすい サイドジッパータイプ

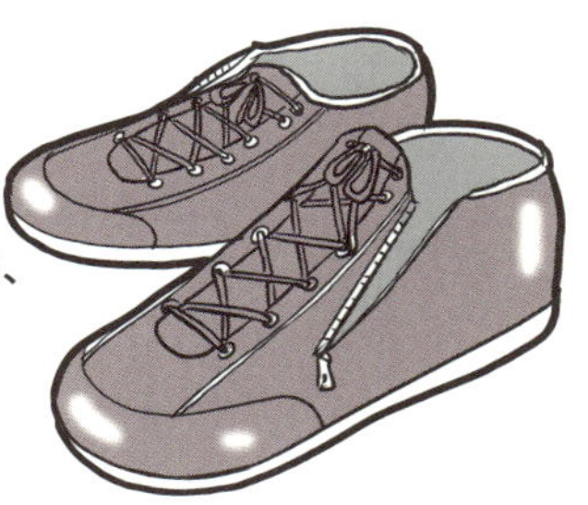

サイドジッパーつきひも靴タイプは、
楽に脱ぎはきできるため、
しゃがんだり
うつむいたりすることがつらい
シニアに人気です。
サイドジッパーを使っても、はくときには必ず、
しっかりと靴ひもを結んでください。

**整形外科で足底板を使っている人は、
必ず靴選びも相談するようにしてください。**

歩く前にひざと体の準備運動をしましょう

ひざが痛い人は特にウオーキングを行う前に、ストレッチングをしてください。ウオーキング用の服を着て、シューズもはいたうえで、ストレッチングを行います。

歩く時間が往復20分くらいだとしたら、その前後にストレッチングを各10〜15分ずつ入れ、合計1時間前後のウオーキングタイムを予定します。

つまり、ひざの痛い人のウオーキングは、歩く時間よりもストレッチングの時間の方が多いのです。

第4章「ストレッチング（95〜118ページ）」の内容をひととおり行い、十分に体をほぐしてから歩くようにします。それが、ひざのトラブルを防ぐことにつながるのです。

歩き終わったあとにもストレッチングを行うことで、筋肉痛を予防することができます。

歩いてみて、なにか問題があれば自分のペースで帰り、無理をして歩きすぎないようにします。

ウオーキング後にひざが腫れたら

ストレッチングが不十分だったり、
少し無理をして歩きすぎたりすると、
ひざが熱を持ったり腫れたりすることがあります。
そんなときには、
冷やして炎症を静め、その後温めます。

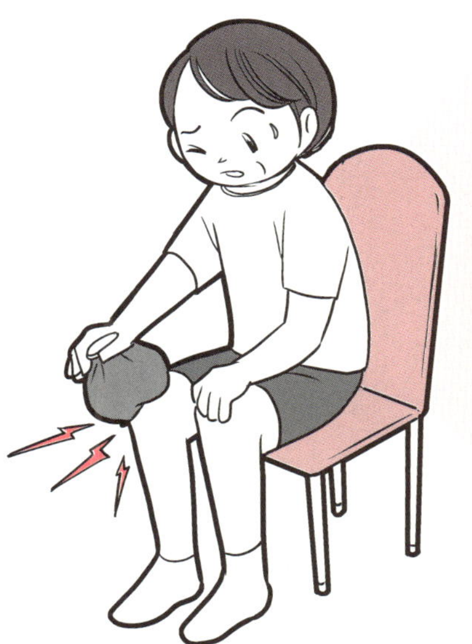

サポーターと
セットになった
アイスパックなどで、
熱を持ったひざを
冷やします。

冷やしたあと、
１時間ほどたったら、
最後にひざを温めましょう。
温めるとひざの痛みが
和らぎます。

運動していて息が苦しくなったら？運動後に脈拍を測る習慣をつけましょう

ウオーキングなどの運動中に、息が荒くなることがあります。呼吸があがってきたら、その運動がきつすぎて、体に負担がかかっているというサインです。体調を管理するために、運動後に脈拍数（心拍数）を測るとよいでしょう。脈拍数を測ることで、その運動のきつさや、からだに負担がかかりすぎていないかチェックできます。

脈拍は自分で手首から測るほか、最近は腕時計タイプのリスト型脈拍計もあります。

厚生労働省の「健康づくりのための身体活動基準２０１３」では、年代別の脈拍数で定量化した「自覚的運動強度（Ｂｏｒｇ指数）」（※１）を目安としています。60歳代の1分間あたりの脈拍数が、１２０の場合は「楽である」、１２５の場合は「ややきつい」、１３５の場合は「きつい〜かなりきつい」という評価となります。60歳代の運動は、「楽である」「ややきつい」くらいが一番です。がんばりすぎず、自分にあった有酸素運動で、元気なひざをつくり、１００歳まで歩きましょう。

※１　自覚的運動強度（Borg指数）スウェーデンの心理学者グンナー・ボルグにより開発された、体にかかる運動負荷を運動者がどの程度の「きつさ」として感じているかを測定する指標。

脈拍の正しい測り方を知っていますか？

正しい脈拍の測り方を学び、運動中に脈拍数を測る習慣をつけます。
自分の脈拍数の目安を知り、からだに負担のかからない
適切な運動を心がけましょう。

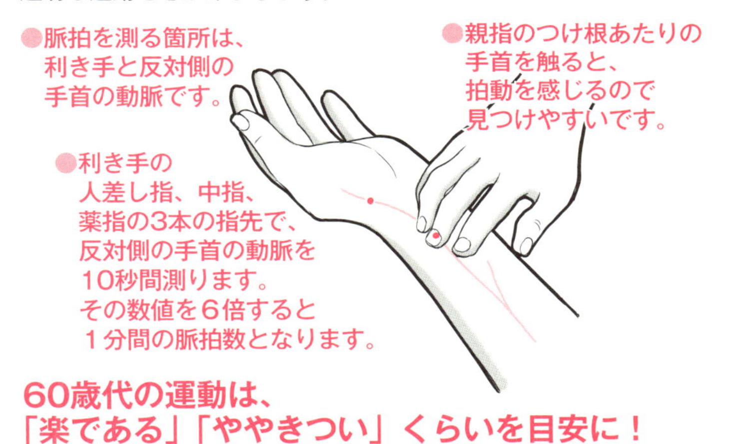

60歳代の運動は、「楽である」「ややきつい」くらいを目安に！

●自覚的運動強度（Borg指数）

強度の感じ方（ボルグスケール）	評価	1分間あたりの脈拍数の目安（拍／分）				
		60歳代	50歳代	40歳代	30歳代	20歳代
きつい～かなりきつい	×*	135	145	150	165	170
ややきつい	○	125	135	140	145	150
楽である	○	120	125	130	135	135

＊生活習慣病患者などである場合は、この強度の身体運動は避けた方がよい。

※厚生労働省「健康づくりのための身体活動基準2013」より
http://www.mhlw.go.jp/stf/houdou/2r9852000002xple-att/2r9852000002xpqt.pdf

※年齢別の脈拍数には個人差があり、服用している薬によっても
影響を受けますので、その点に留意して計測してください。

バランス感覚をきたえる片脚立ち体操

ロコモ予防のために、バランス感覚をきたえる片脚立ち体操を行います。

これは、フラミンゴ体操とも呼ばれるもので、下半身のバランス感覚をきたえます。椅子の横に背筋を伸ばして立ちます。片手で椅子の背を持って、脚は肩幅くらいに開きます。まっすぐ前を見て、片脚をゆっくり持ち上げて、1分間静止。ひざが痛い人は1分より短くてもかまいません。徐々に長くしていきましょう。

またゆっくり下ろします。脚は、少し床から上げるだけでだいじょうぶです。ふらつくようなら、脚を上げる位置が高すぎるのかもしれません。慣れてきたら、椅子の背は軽く持つようにするか、ときどき手を離してみましょう。

片脚で立てなくなると、歩くこと自体が次第にむずかしくなってきます。毎日続けることで、100歳まで歩けるバランス力を高めましょう。また、この運動の前後には、ストレッチングも行って筋肉を柔軟にしておいてください。

片脚立ち体操

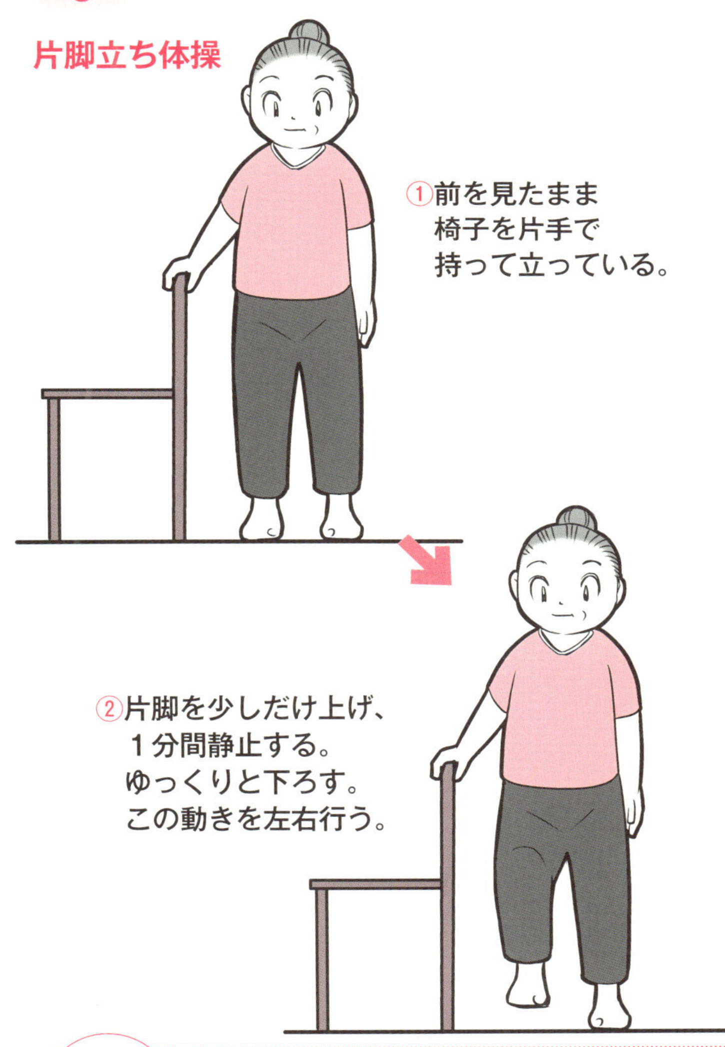

①前を見たまま
椅子を片手で
持って立っている。

②片脚を少しだけ上げ、
１分間静止する。
ゆっくりと下ろす。
この動きを左右行う。

回数

- 1セット　左右1分間ずつ
- 1日：3セット

脚のむくみをとる竹踏み体操

竹踏み体操は、どこかなつかしいものですが、脚のむくみをとり、ロコモ予防にも役立ちます。

竹踏み用器具は、天然の竹製や、プラスチック製、突起のあるシリコン製など、さまざまな種類があります。好みの種類を購入して用意します。

竹踏み用器具のうえに立ち、左右交互に足踏みします。立ったまま足踏みするのがこわい人は、テーブルにつかまってやります。それでも難しければ、椅子に座ってやってもよいでしょう。

ひざが痛む人は、ダイニングテーブルやソファの下に竹踏み用器具を置いておき、腰かけながら気づいたときに、踏むようにします。

竹踏み体操は、静脈の流れをうながしてくれる効果があります。静脈の流れが悪くてむくみがちな人や、ふくらはぎがつりやすい人にもおすすめです。

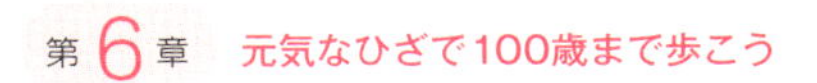

竹踏み体操

立ったまま足踏みするのが
こわい人は
テーブルにつかまって
やりましょう。
はだしで踏む方がすべりません。

●竹踏み用器具

天然の竹製、プラスチック製、
突起のあるシリコン製など、
いろいろな材質のものがありますので、
好みで選びます。

ひざの痛い人向けの竹踏み体操

椅子に腰かけて、
竹踏み体操をすれば、
ひざに負担がかかりません。

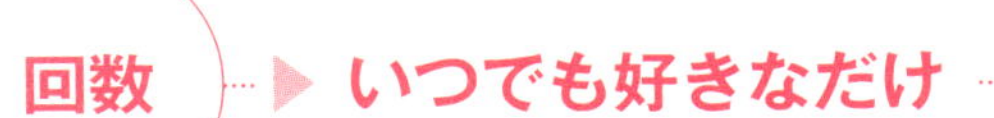

ひざへの負担が軽減する体幹のトレーニング

体の中心を支えている腹筋をきたえ、筋力を高める体幹のトレーニングです。
仰向けに寝て、ひざを立てます。
頭のうしろで両手を組み、肩を床から10㎝くらい上げます。
上がったところで5秒ほど静止し、またゆっくりと元に戻します。
上体は完全に起こさなくてもだいじょうぶです。反動をつけた動作にしないように注意し、ゆっくりと動きます。

腹筋をきたえて筋肉がつくと、まず、姿勢がよくなり、首、肩、腰、ひざへの負担も少なくなります。

仰向けで行うのがつらい人は、椅子を使ったトレーニングをやりましょう。椅子に浅く腰かけて、背もたれにつくかつかないくらいまで足を持ち上げ、5秒ほど静止。またゆっくりと元の位置に戻します。

体幹のトレーニング

仰向けで行う方法

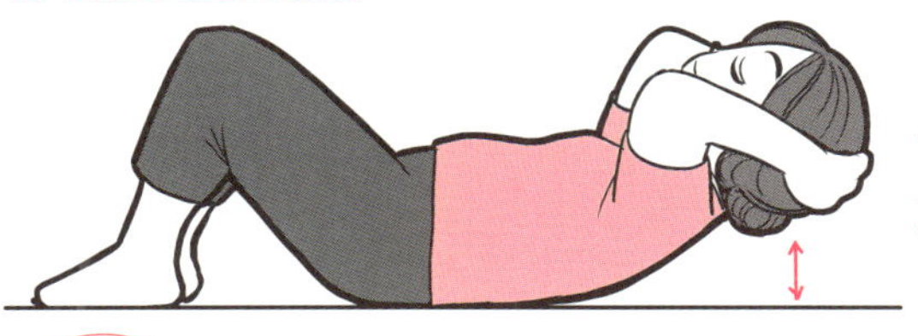

回数

- ▶ 1セット　10～20回まで
- ▶ 1日：1～2セット

椅子に座って行う方法

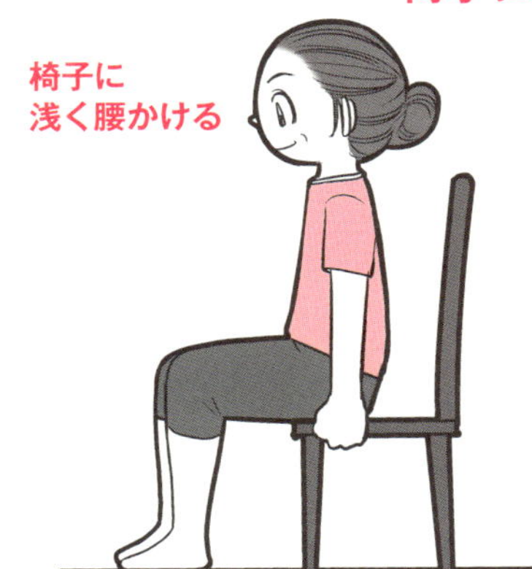

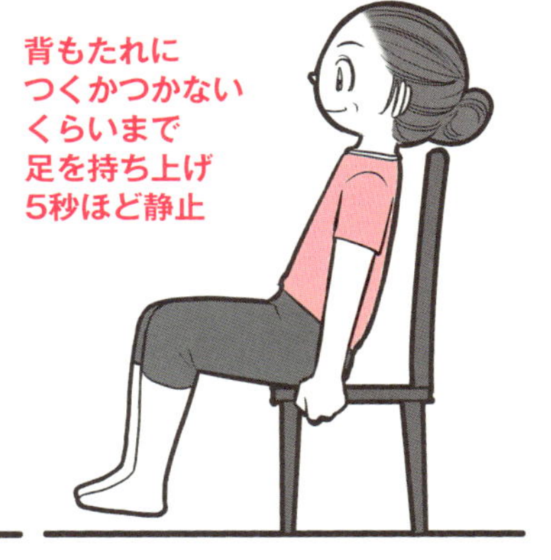

回数

- ▶ 1セット　5～6回まで
- ▶ 1日：3セット

column 6

趣味の登山やテニスは行ってよい？

ひざの痛みがとれて運動ができるようになっても、避けた方がいいスポーツはあります。山道の上り下りをする登山は、ひざへの負担が大きく、おすすめできません。自然に親しむのであれば、できれば平地のハイキングくらいにした方が安全でしょう。

テニスは、有酸素運動としては、よいスポーツです。ただ、激しい動きや急な動きをするシングルスはおすすめできません。運動量が激しいので、関節を酷使することが多いからです。勝ち負けにこだわらず、スポーツを楽しむためのダブルスのテニスであればやってもよいでしょう。

楽しく、元気に！
100歳まで自分の足で歩けることをめざそう！

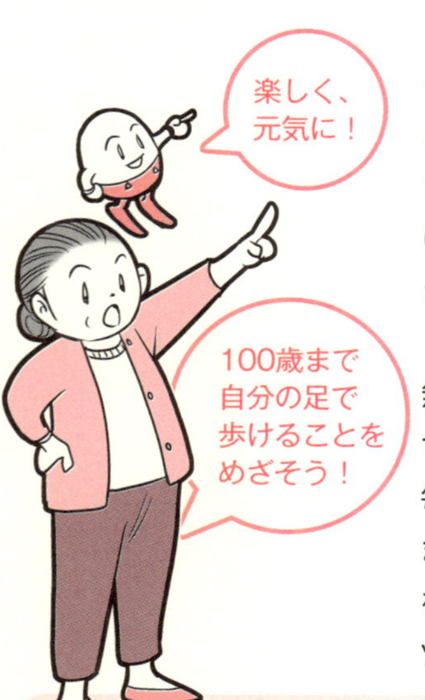

ひざがよくなってきたら、以前やっていたスポーツを再開したいという声をよく聞きます。スポーツの種類を選んで、ひざが痛くない程度であれば、ぜひやってください。

基本は、痛くなったらやめる、無理をしないこと、です。運動はすべて、治療と予防に効果的です。毎日、楽しく、元気に、１００歳までずっと自分の足で歩けることをめざして、楽しみながらスポーツを続けてください。

ひざの状態がくわしくわかる問診票

自助治療がどのくらい効果をあげて、ひざの状態はどのようにかわったのかを自分で知るために、客観的に判定する問診票を付録としてご紹介します。日本整形外科学会が作成した「変形性ひざ関節症患者機能評価尺度：ＪＫＯＭ(ジェイコム)」(※)です。ひざに関する25項目の質問に答えて合計得点を数値化します。数ヶ月に1回、この尺度で自己判定を行ってみましょう。総計の点数が低いほど、ひざの痛みが少ない状態となります。

※ＪＫＯＭ(Japanese Knee Osteoarthritis Measure)

変形性ひざ関節症患者機能評価尺度（ＪＫＯＭ）
ひざの状態についての質問表

Ⅰ ひざの痛みの程度

次の線は痛みの程度を質問するものです。左の端を「痛みなし」、右の端をこれまでに経験した「最も激しい痛み」としたときに、この数日間のあなたの痛みの程度はどのあたりでしょうか。線の上でこのあたりと思われるところに×印をつけてください。

痛みなし ├──────────┤ これまでに経験した最も激しい痛み

Ⅱ ひざの痛みやこわばり

この数日間のあなたのひざの状態についてお聞きします。
あてはまる回答をひとつ選び、□に●をつけてください。

1．この数日間、朝、起きて動き出すときひざがこわばりますか。

A□こわばりはない　B□少しこわばる　C□中程度こわばる
D□かなりこわばる　E□ひどくこわばる

2．この数日間、朝、起きて動き出すときひざが痛みますか。

A□まったく痛くない　B□少し痛い　C□中程度痛い
D□かなり痛い　E□ひどく痛い

3．この数日間、夜間、睡眠中に
ひざが痛くて目がさめることがありますか。

A□まったくない　B□たまにある　C□ときどきある
D□しばしばある　E□毎晩ある

4．この数日間、平らなところを歩くときひざが痛みますか。

A□まったく痛くない　B□少し痛い　C□中程度痛い
D□かなり痛い　E□ひどく痛い

5．この数日間、階段を昇るときにひざが痛みますか。

A□まったく痛くない　B□少し痛い　C□中程度痛い
D□かなり痛い　E□ひどく痛い

6．この数日間、階段を降りるときにひざが痛みますか。

A□まったく痛くない　B□少し痛い　C□中程度痛い
D□かなり痛い　E□ひどく痛い

7．この数日間、しゃがみこみや立ち上がりのときひざが痛みますか。

A□まったく痛くない　B□少し痛い　C□中程度痛い
D□かなり痛い　E□ひどく痛い

8．この数日間、ずっと立っているときひざが痛みますか。

A□まったく痛くない　B□少し痛い　C□中程度痛い
D□かなり痛い　E□ひどく痛い

Ⅲ 日常生活の状態

この数日間のあなたの日常生活の状態についてお聞きします。
あてはまる回答をひとつ選び、□に●をつけてください。

9．この数日間、階段の昇り降りはどの程度困難ですか。

A□困難はない　B□少し困難　C□中程度困難
D□かなり困難　E□非常に困難

10．この数日間、しゃがみこみや立ち上がりはどの程度困難ですか。

A□困難はない　B□少し困難　C□中程度困難
D□かなり困難　E□非常に困難

11．この数日間、洋式トイレからの立ち上がりはどの程度困難ですか。

A□困難はない　B□少し困難　C□中程度困難
D□かなり困難　E□非常に困難

12. この数日間、ズボン、スカート、パンツなどの着替えはどの程度困難ですか。

A□困難はない　B□少し困難　C□中程度困難
D□かなり困難　E□非常に困難

13. この数日間、靴下をはいたり脱いだりすることはどの程度困難ですか。

A□困難はない　B□少し困難　C□中程度困難
D□かなり困難　E□非常に困難

14. この数日間、平らなところを休まずにどれくらい歩けますか。

A□30分以上歩ける　B□15分ぐらい歩ける
C□家のまわりを歩ける程度　D□家の中を歩ける程度
E□ほとんど歩けない

15. この数日間、杖を使っていますか。

A□まったく使わない　B□たまに使う　C□ときどき使う
D□しばしば使う　E□必ず使う

16. この数日間、日用品などの買い物はどの程度困難ですか。

A□困難はない　B□少し困難　C□中程度困難
D□かなり困難　E□非常に困難

17. この数日間、簡単な家事（食卓の後かたづけや部屋の整理など）はどの程度困難ですか。

A□困難はない　B□少し困難　C□中程度困難
D□かなり困難　E□非常に困難

18. この数日間、負担のかかる家事（掃除機の使用、布団の上げ下ろしなど）はどの程度困難ですか。

A□困難はない　B□少し困難　C□中程度困難
D□かなり困難　E□非常に困難

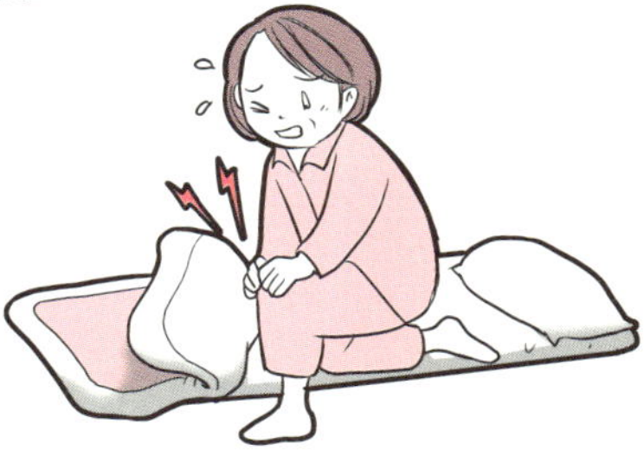

Ⅳ ふだんの活動など

この１ヶ月、あなたのふだんしていることや外出などについてお聞きします。あてはまる回答をひとつ選び、□に●をつけてください。

19. この１ヶ月、催し物やデパートなどへ行きましたか。

A□週に２、３回以上行った　B□週に１回程度行った
C□２週に１回程度行った　D□月に１回行った
E□まったく行かなかった

20. この１ヶ月、ひざの痛みのため、ふだんしていること（おけいごごと、お友達とのつきあいなど）が困難でしたか。

A□困難はない　B□少し困難　C□中程度困難
D□かなり困難　E□非常に困難

21. この１ヶ月、ひざの痛みのため、ふだんしていること（おけいごごと、お友達とのつきあいなど）を制限しましたか。

A□制限しなかった　B□少し制限した　C□半分ほど制限した
D□かなり制限した　E□まったくやめていた

22. この１ヶ月、ひざの痛みのため、近所への外出をあきらめたことがありますか。

A□ない　B□１～２回あった
C□数回あった　D□よくあった
E□ほとんどあきらめていた

23. この１ヶ月、ひざの痛みのため、遠くへの外出をあきらめたことがありますか。

A□ない　B□１～２回あった
C□数回あった　D□よくあった
E□ほとんどあきらめていた

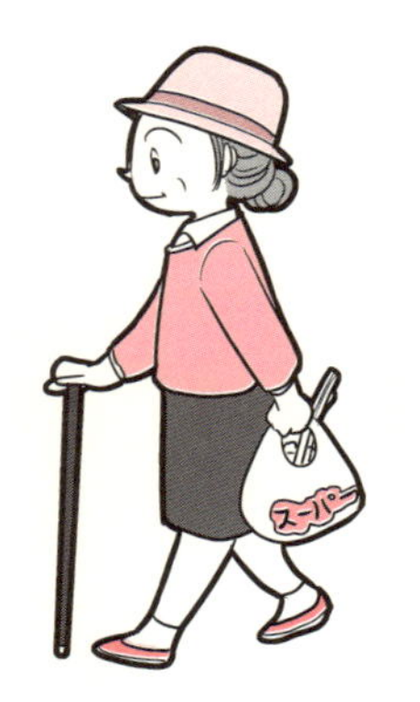

V 健康状態について

この1ヶ月のあなたの健康状態についてお聞きします。
あてはまる回答をひとつ選び、□に●をつけてください。

24. この1ヶ月、ご自分の健康状態は人並みによいと思いますか。

A□まったくそう思う　B□そう思う
C□良いとも悪いとも言えない　D□そう思わない
E□全然そう思わない

25. この1ヶ月、ひざの状態はあなたの健康状態に悪く影響していると思いますか。

A□まったく影響はないと思う　B□少し悪い影響があると思う
C□中程度悪い影響があると思う　D□かなり悪い影響があると思う
E□ひどく悪い影響があると思う

JKOM採点表

●Ⅰ「痛みの程度」について

直線上の左端から×印までの距離を㎜単位で計測してください。

痛みの程度／直線の長さ　(　　　) mm ／ 100 mm

●Ⅱ、Ⅲ、Ⅳ、Ⅴ 設問1から25までの各質問項目について

最も軽症の選択肢（A）を0点、最も重症の選択肢（E）を4点とし、中間の選択肢には症状に応じてそれぞれ1、2、3点の数値をあてはめます。●がつけられた選択肢に該当する数値の総点を計算してください。総計の値が低いほど、痛みが少ない状態となります。

A□0点　B□1点　C□2点　D□3点　E□4点

設問	点数	設問	点数	設問	点数	設問	点数
1		8		15		22	
2		9		16		23	
3		10		17		24	
4		11		18		25	
5		12		19		総計	
6		13		20			
7		14		21			点

監修者紹介
黒澤　尚（くろさわ・ひさし）

順天堂大学医学部附属順天堂東京江東高齢者医療センター　医師
順天堂大学医学部整形外科学　特任教授

●学会役員・委員・班員
日本整形外科学会整形外科専門医、日本整形外科学会スポーツ認定医、日本体育協会認定スポーツ医、日本関節鏡・膝・スポーツ整形外科学会名誉会員

●主な著書（編集・共著・監修を含む）
『ひざの痛みがとれる本』（講談社）、『穏やかに動かして治すひざの痛み』(メディカルトリビューン)、『また立てる・また歩ける 寝たきりの人でもできる「足腰体操」』（講談社）、『ひざの痛みをしっかり治すコツがわかる本』（学研パブリッシング）

●参考文献
黒澤尚著『ひざの痛みがとれる本』（講談社）、黒澤尚監修『ひざの痛みをしっかり治すコツがわかる本』（学研パブリッシング）、黒澤尚「変形性膝関節症と運動療法　その効果と生物学的意義」（『順天堂醫事雑誌Vol.59 2013年』）、黒澤尚ほか「第78回日本整形外科学会学術総合講演」、厚生労働省「健康づくりのための身体活動指針（アクティブガイド）」、厚生科学審議会地域保健健康増進栄養部会「平均寿命と健康寿命の推移」、古賀良生編『変形性膝関節症-病態と保存療法』（南江堂）、国立研究開発法人　国立長寿医療研究センター「認知症予防へ向けた運動　コグニサイズ」、世界変形性関節症会議（OARSI）ガイドライン、日本整形外科学会「変形性ひざ関節症患者機能評価尺度（ＪＫＯＭ)」、文部科学省「体力・スポーツに関する世論調査（2013年）」、ロコモチャレンジ！推進協議会「ロコチェック」

編集協力／edit24、フロッシュ
カバー・デザイン／CYCLE DESIGN　　本文デザイン／菅沼 画
カバー・本文イラスト／TAKAO　　校閲／小原なつき
編集プロデュース／横塚利秋

＊本書に関するご感想、ご意見、ご質問がありましたら、
書名記入の上、下記メール・アドレス宛までお願いします。
firstedit@tatsumi-publishing.co.jp

「図解　専門医が教える！ひざ痛の最新治療と予防法」

2016年1月20日　初版第1刷発行
2019年6月10日　初版第5刷発行
監修者　黒澤　尚
発行者　穂谷竹俊
発行所　株式会社日東書院本社
〒160-0022　東京都新宿区新宿２丁目15番14号　辰巳ビル
TEL：03-5360-7522（代表）
FAX：03-5360-8951（販売）
URL：http://www.TG-NET.co.jp

印刷所／図書印刷株式会社　製本所／株式会社宮本製本所

 ISBN978-4-528-02055-9 C2047